les bons petits trucs de la santé au naturel

Dépôt légal : septembre 2007
ISBN : 978-2-84038-756-5
N° d'éditeur : 48648
(F 08039)

les bons petits trucs

SABINE JEANNIN

de la santé au naturel

rustica éditions

Sommaire

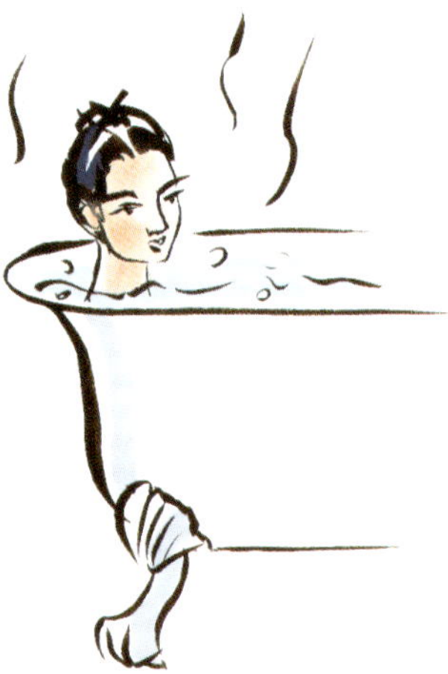

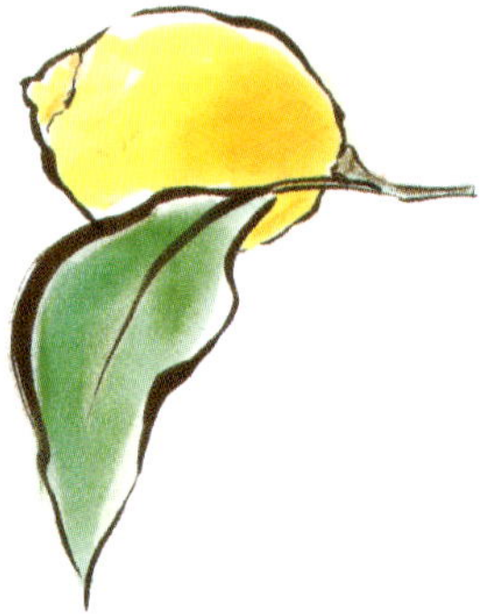

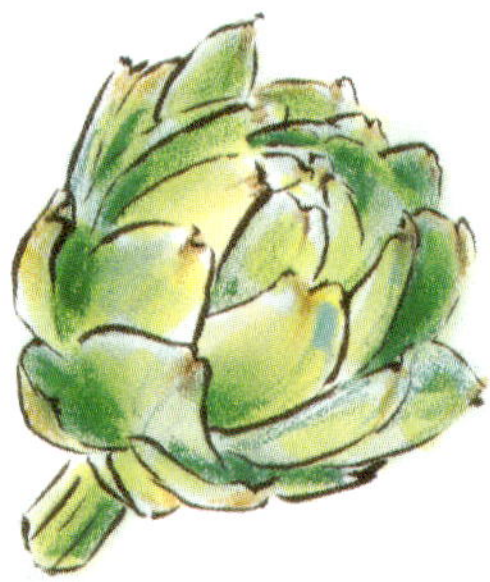

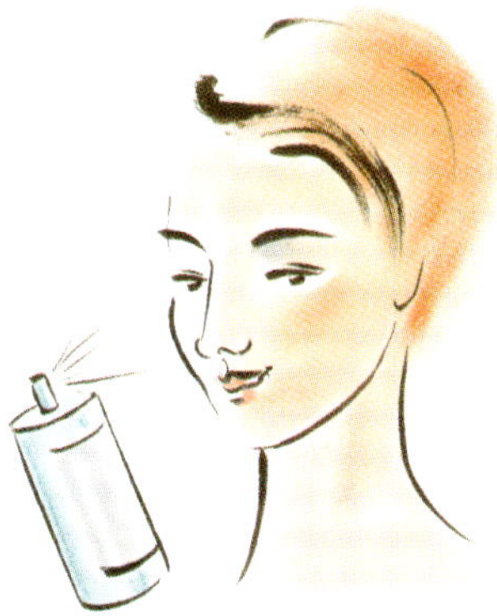

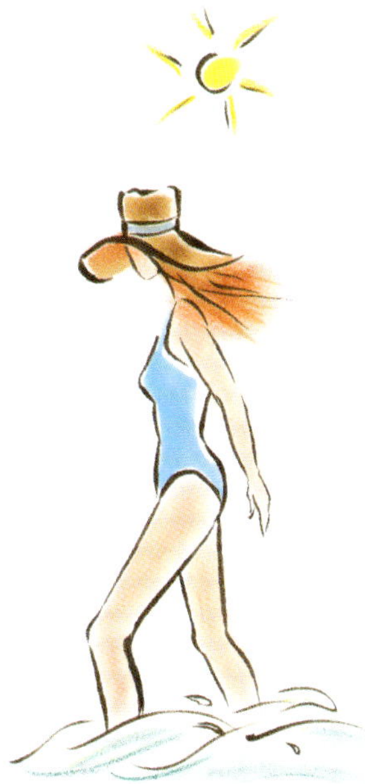

Avant-propos

Ce guide de bien-être, pour toute la famille, propose de retrouver une harmonie perdue dans le cahot des journées bien remplies et souvent épuisantes. Les recettes sont simples : apprendre à se relaxer, à respirer, à bouger, à prévenir certains maux par une nourriture équilibrée.

Ce livre recense les remèdes et les recettes – traditionnels ou plus modernes – qui permettent d'éviter les fatigues, de combattre les courbatures, de trouver le sommeil, de commencer sereinement une journée, de faire face aux petits ennuis de santé que sont rhumes, maux de tête, aphtes, coupures, brûlures, hoquet… Mais nous ne saurions trop vous recommander, à chaque instant de doute, de solliciter l'avis d'un professionnel de la santé.

Du matin au soir, au fil des saisons, cet ouvrage est le compagnon idéal pour se sentir en forme, bien dans son corps : cheveux brillants et sains, visage rayonnant, jambes légères, silhouette tonique et, par conséquent, moral au beau fixe !

Remise en forme

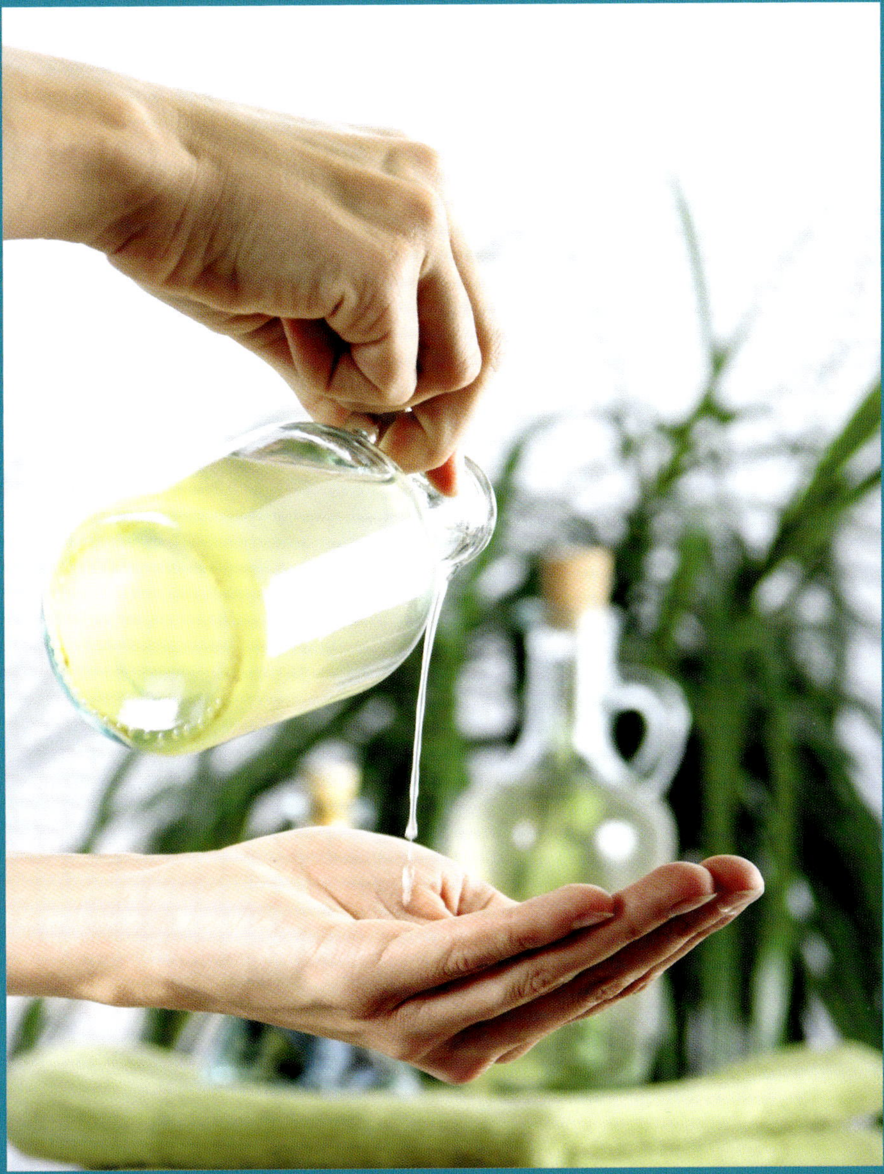

Le corps en mouvement

Du sport, oui mais...
Si vous n'avez pas pratiqué de sport depuis longtemps, avant de vous y remettre, parlez-en à votre médecin.

Bougez !

Pour être en forme, il faut bouger, remuer, se fatiguer. **Marchez au lieu de prendre la voiture** ou les transports en commun. Monter l'escalier est également un excellent exercice, du moins si vous n'habitez pas au 10e étage ! Lorsque vous montez les marches, faites-le sur la pointe des pieds, le corps légèrement incliné vers l'avant.

De l'exercice

Le meilleur moyen pour bien se porter est de **pratiquer régulièrement un exercice physique.** Cela permet de conserver en bon état les os, les muscles, les articulations.

Voici les bienfaits que peut vous apporter une activité sportive régulière :

- les **fonctions de l'organisme** s'améliorent : cœur, circulation, respiration... ;
- le **sommeil** est de meilleure qualité ;
- le **risque d'ostéoporose** – c'est-à-dire le risque de décalcification qui se manifeste avec l'âge et notamment chez la femme – diminue ;
- **l'hygiène de vie** s'améliore (tendance à moins fumer, à moins consommer d'alcool) ;
- la **silhouette** s'affine et se modèle.

Vêtements adaptés

Lorsque vous pratiquez un sport, **couvrez-vous toujours, même en été.** Adoptez des vêtements larges qui absorberont la transpiration et permet-

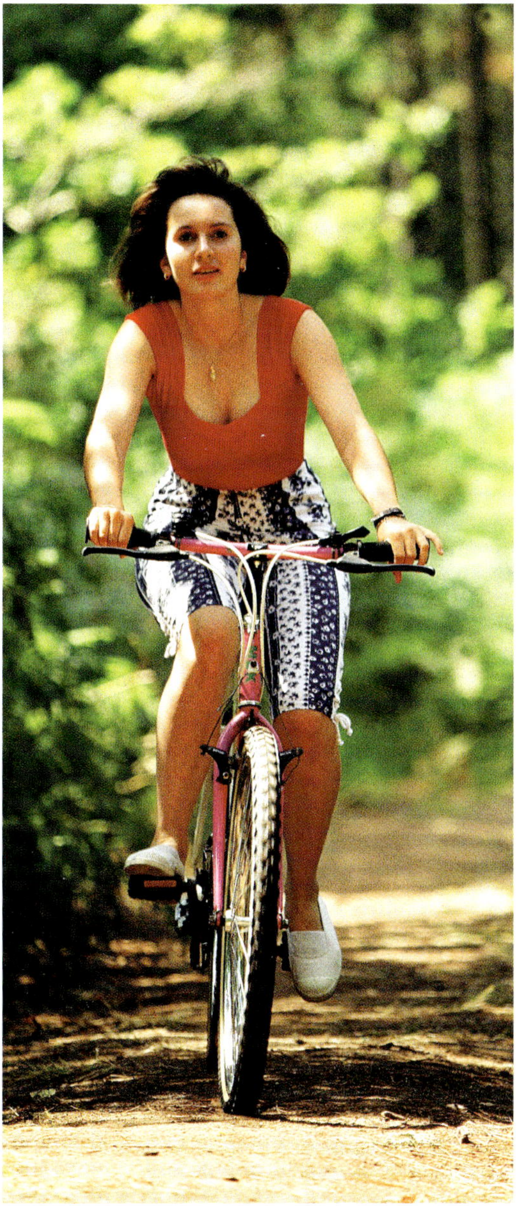

Pour être en forme, pratiquez régulièrement un sport.

tront à l'air de circuler. Après l'effort, couvrez-vous encore plus ou changez de tenue. Des vêtements secs vous éviteront d'attraper un refroidissement.

Dansez maintenant !

Chez vous, avant de partir au bureau, **réservez-vous 3 minutes pour danser sur une musique qui vous inspire.** Vous pouvez le faire seul ou avec vos enfants. C'est un moyen agréable de faire de la gymnastique et cela rend de bonne humeur pour toute la journée !

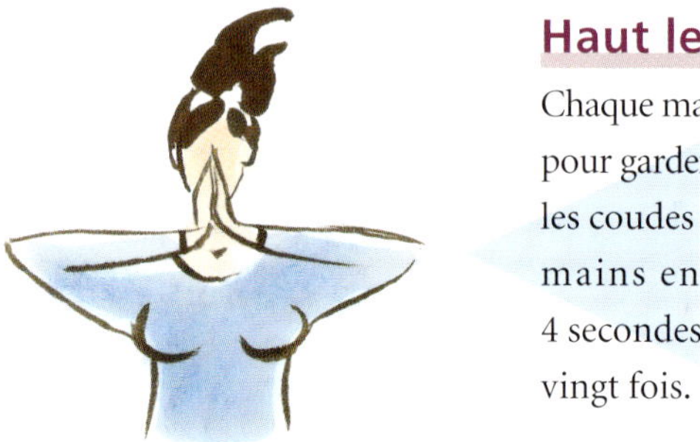

Haut les seins !

Chaque matin, **faites de petits exercices de pectoraux** pour garder une jolie poitrine. Paume contre paume, les coudes à la hauteur des épaules, serrez les deux mains en inspirant. Bloquez ainsi pendant 4 secondes puis relâchez en expirant. À renouveler vingt fois.

Moins de courbatures

Lors d'un effort physique, pour limiter les courbatures, **buvez de l'eau avant et après l'effort.** Cela compensera les pertes en sodium et en sels minéraux qui sont dues à la transpiration. De plus, un muscle insuffisamment hydraté perd de son élasticité et de sa tonicité. D'où un risque de raideur, d'élongation, de claquage ou de tendinite.

Avant l'effort

Avant de pratiquer un exercice, il est important de vous échauffer.

Trouvez une gym plaisir !

Parmi les **techniques douces qui sont en vogue,** vous trouverez sûrement la vôtre que vous aimerez pratiquer, non en rechignant mais avec plaisir : **méthode Pilates** qui tonifie les muscles en les allongeant, **qi gong** qui assure la circulation de l'énergie vitale dans le corps, **danse orientale** qui sollicite en souplesse tous les muscles du corps, **barre au sol** pour obtenir une jolie silhouette longiligne, **stretching postural** qui travaille l'étirement et chasse le stress...

Contre le mal de dos

Quelques conseils de base

- Lorsque **vous portez des charges,** répartissez-les toujours de façon équilibrée.
- Lorsque **vous marchez,** ne baissez pas le nez en regardant vos chaussures, mais fixez votre regard devant vous.
- **Étirez-vous** régulièrement : c'est souverain contre les tassements vertébraux et les raideurs. N'oubliez pas non plus de vous étirer après tout exercice de gymnastique pour muscler le dos.
- Lorsque **vous ramassez un objet** qui se trouve à terre, pliez les jambes et gardez le dos droit, comme les haltérophiles !

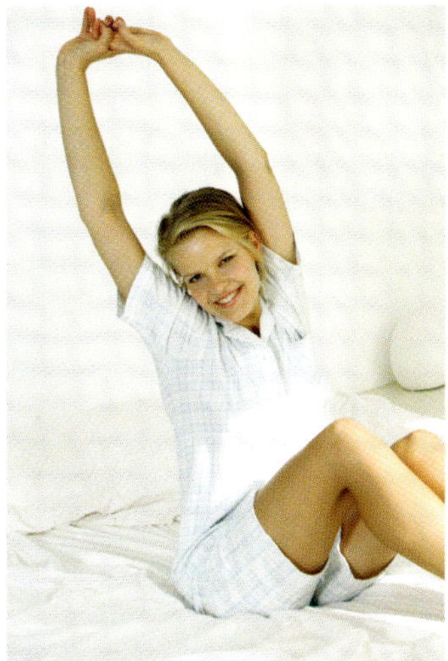

Étirez-vous régulièrement pour éviter le mal de dos.

Se tenir droit

On ne se tient jamais assez droit – le froid, la fatigue nous font recroqueviller les épaules, le dos se voûte, la poitrine s'affaisse… **Luttez contre cela en vous redressant, en élargissant les épaules, en respirant largement.** Pour bien placer les épaules, croisez les bras dans le dos et maintenez cette position quelques minutes. Souvenez-vous que se tenir droit évite l'accentuation de bourrelets disgracieux sur le ventre et l'estomac…

En voiture

Le siège du conducteur doit être **légèrement incliné en arrière,** ce qui permet de mieux répartir le poids du corps en s'appuyant au dossier. Le siège doit épouser votre corps. Si ce n'est pas le cas, le soutien d'un coussin spécial pour les lombaires vous sera nécessaire.

Comment porter un paquet ?

- Placez-vous face à l'objet, fléchissez les jambes pour limiter le travail du dos.
- Gardez le dos droit en vous relevant avec le paquet. Portez le colis le plus près possible de votre buste.
- Contrôlez votre respiration : respirez avant de produire un effort et expirez au moment de soulever le paquet.

Maux de dos

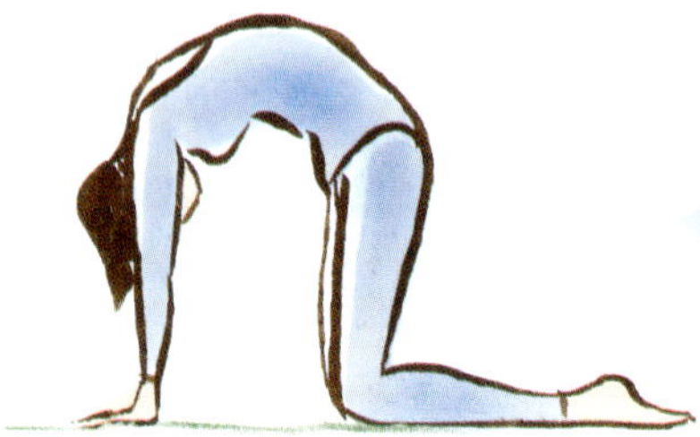

Pour soulager vos douleurs lombaires, faites l'exercice qui suit : **mettez-vous à quatre pattes, comme un chat.** Faites le dos rond, la tête rentrée dans les épaules, puis revenez à votre position initiale, dos plat et tête relevée.

Comment lacer ses chaussures ?

Le plus simple, pour lacer ses chaussures, est de **rester debout et d'amener le pied vers soi.** Posez celui-ci sur un tabouret, un banc ou tout autre support, inclinez légèrement le buste en conservant le dos droit.

Très important
Assurez-vous que votre literie est bonne et jeune (moins de 10 ans).

À la salle de bains

Lorsque vous vous brossez les dents et que le lavabo se trouve trop bas, vous avez tendance à baisser le buste en arrondissant le dos. Cette position est mauvaise. **Fléchissez les genoux et penchez le buste** en gardant le dos bien droit.

Porter son cartable

Depuis leur plus jeune âge, les écoliers transportent de bien trop lourds cartables. Si ce dernier a des bretelles réglables (style sac à dos), **serrez bien les sangles** de façon qu'il n'y ait plus d'espace entre le dos et le sac. L'enfant aura ainsi le dos redressé.

De la gymnatisque, mine de rien

Lorsque vous êtes assis

- Assis sur une chaise, au bureau ou à la maison, soulevez les pieds du sol en gardant le dos droit et tenez-les le plus longtemps possible en l'air.
- Dès que vous y pensez, faites un exercice de pédalage. Essayez de tenir 30 secondes.

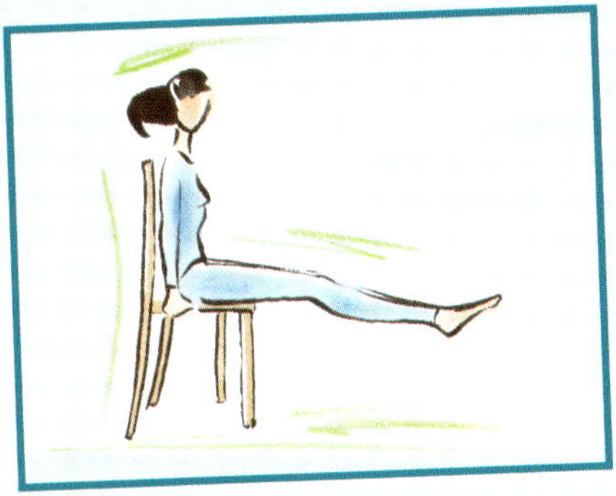

Lorsque vous êtes au téléphone

Profitez-en pour vous muscler les mains pendant que vous téléphonez. Serrez le combiné le plus fortement possible d'une main puis changez de main.

Lorsque vous êtes à une table

- Croisez les bras. Avec chaque main, saisissez le coude opposé. Essayez maintenant d'écarter les bras ! Excellent pour les pectoraux et les épaules.
- Bras croisés posés sur le bureau, appuyez-les fortement sur ce dernier tout en contractant les muscles du ventre. Restez ainsi immobile, le plus longtemps possible.

Lorsque vous attendez le bus

Debout, rentrez le ventre, contractez vos abdominaux en contrôlant votre dos. Celui-ci doit rester droit. Faites cet exercice jusqu'à ce que le bus arrive ! Les abdominaux peuvent être contractés à tout moment de la journée sans que personne ne s'en aperçoive.

Lorsque vous montez un escalier

Profitez de l'escalier pour serrer les fessiers. Monter à pied les étages fait travailler les cuisses, les mollets, améliore la circulation sanguine et la capacité d'endurance.

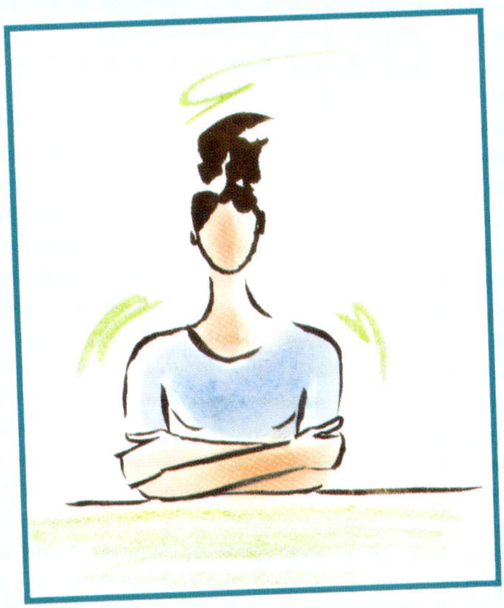

Être bien au bureau

Bien assis

Asseyez-vous bien au **fond de votre chaise ou fauteuil,** fesses et haut du dos appuyés contre le dossier. Vous pouvez également **surélever vos pieds** en les posant sur un tabouret bas ou un marchepied. Cette position évite aux muscles du dos d'être en tension permanente puisque la colonne lombaire est soutenue par le dossier du siège.

Le bon siège

L'idéal, au bureau, c'est **le siège à roulettes qui évite les torsions.** Si votre assise est trop molle ou trop basse, prévoyez une planchette de bois ou de contreplaqué que vous glisserez sous vos fesses.

Devant l'ordinateur

Vous réduirez fatigue et inconfort si vous êtes **bien installé devant l'ordinateur.**

- Vos pieds doivent être à plat sur le sol ou un marchepied, les cuisses horizontales.
- L'angle bras-avant-bras ne doit pas être inférieur à 90°.
- Le haut du moniteur doit se trouver au niveau de vos yeux.

La posture idéale

Assis devant l'ordinateur, il n'existe pas de position idéale. **Toute posture maintenue fixe longtemps n'est pas bonne.** Faites varier, par exemple, l'angle d'inclinaison de votre dossier. Toutes les heures, faites une pause de 5 minutes. Levez-vous, étirez-vous, faites quelques pas ; en un mot, bougez !

Le repos des yeux
Ne fixez pas l'écran trop longtemps et faites des pauses. Regardez au loin en clignant des yeux.

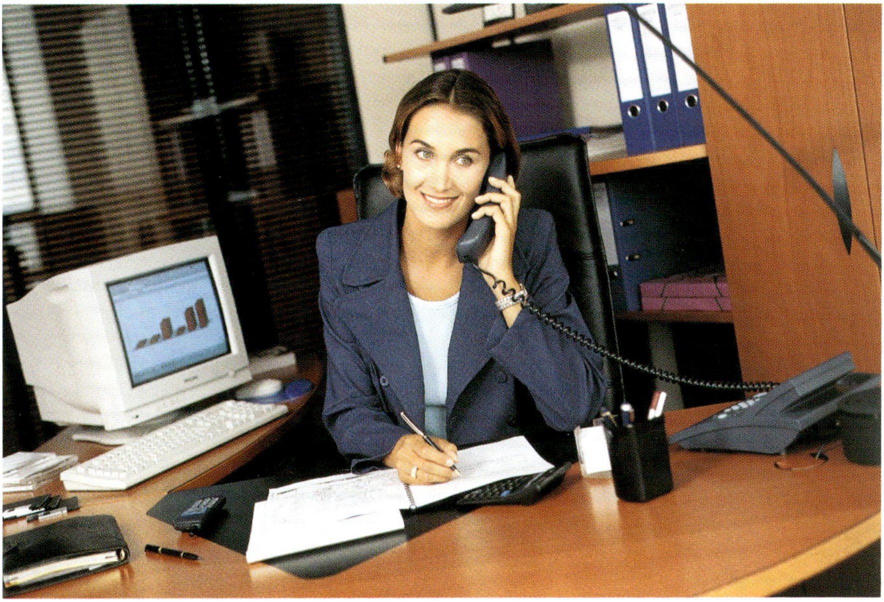

Installez-vous confortablement dans votre fauteuil, le dos appuyé contre le dossier.

Le bon éclairage

Si une lampe d'appoint se trouve à côté de votre ordinateur, **réglez-la de façon qu'elle éclaire vos documents** et, surtout, ne crée pas de reflet sur l'écran.

Se délasser au bureau

De temps en temps, étirez vos jambes sous le bureau, faites rouler vos épaules, tournez la tête à droite et à gauche, le menton rentré vers le cou et levez-vous pour faire quelques pas.

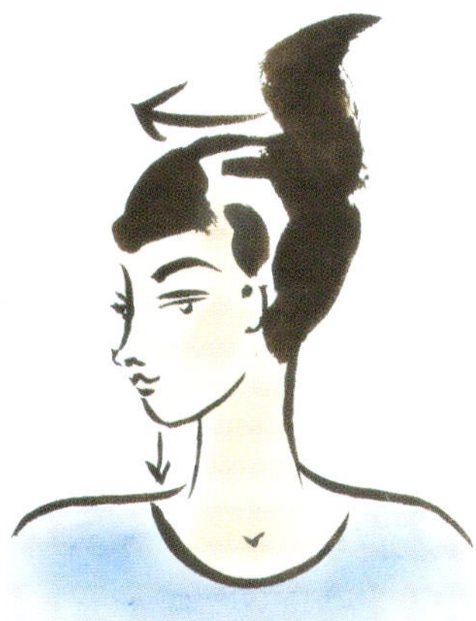

Des plantes au bureau

Installez des plantes vertes au bureau : **elles amélioreront la qualité de l'air,** souvent confiné. Investissez dans un spathiphyllum, un dracaena, un ficus ou du lierre : ils aspireront les gaz polluants. Placez un kalanchoé à proximité de votre ordinateur : il absorbe les rayons nocifs.

La relaxation

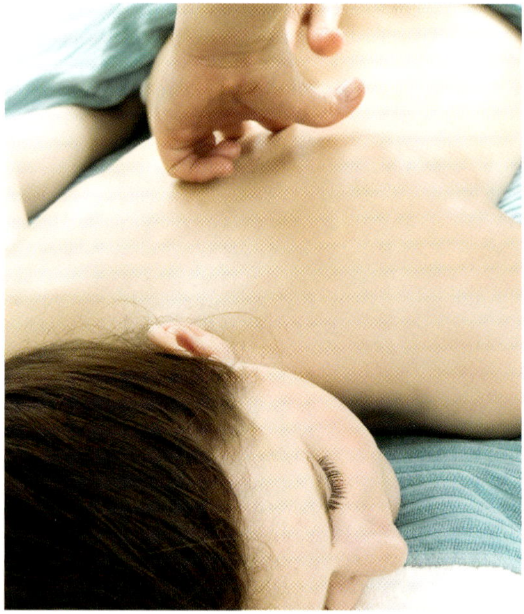

De temps en temps, prévoyez un massage aux huiles relaxantes.

Exercices de respiration

La relaxation permet à l'organisme de se ressourcer. Allongez-vous par terre, sur le dos, fermez les yeux, respirez à fond par le nez en gonflant d'abord le ventre puis les poumons. Expirez lentement par la bouche en rentrant petit à petit le ventre. L'expiration doit durer le double de temps de l'inspiration. Recommencez plusieurs fois, jusqu'à ce que vous ressentiez un véritable bien-être.

Bâillez !

Cela débarrasse de la fatigue et détend. Faites une série de bâillements en vous étirant comme un chat.

Vertèbres en place

Lorsque vous rentrez chez vous, **après une journée bien remplie, décontractez-vous.** Cet exercice replace les vertèbres et se révèle excellent pour les petites douleurs cervicales.

- Les mains appuyées sur un meuble à hauteur de la taille, pliez-vous en angle droit, le dos rond et la tête relâchée.
- Relevez la tête et étendez le dos pour qu'il se retrouve bien plat. Surtout ne le creusez pas.

Détente immédiate

Pour un effet de détente immédiate, **mouillez un linge avec de l'eau bouillante.** Essorez-le et mettez-le aussitôt sur votre nuque en le recouvrant d'un autre linge sec pour éviter l'évaporation. Quand la chaleur s'estompe, trempez-le de nouveau dans l'eau très chaude. Cette fois-ci, vous entourerez vos poignets avec le linge.

Mouvement de yoga

Ce mouvement redonne de l'énergie, décrispe, masse la nuque et la colonne vertébrale, favorise la digestion.

Pour lutter contre le stress, faites quelques exercices de yoga.

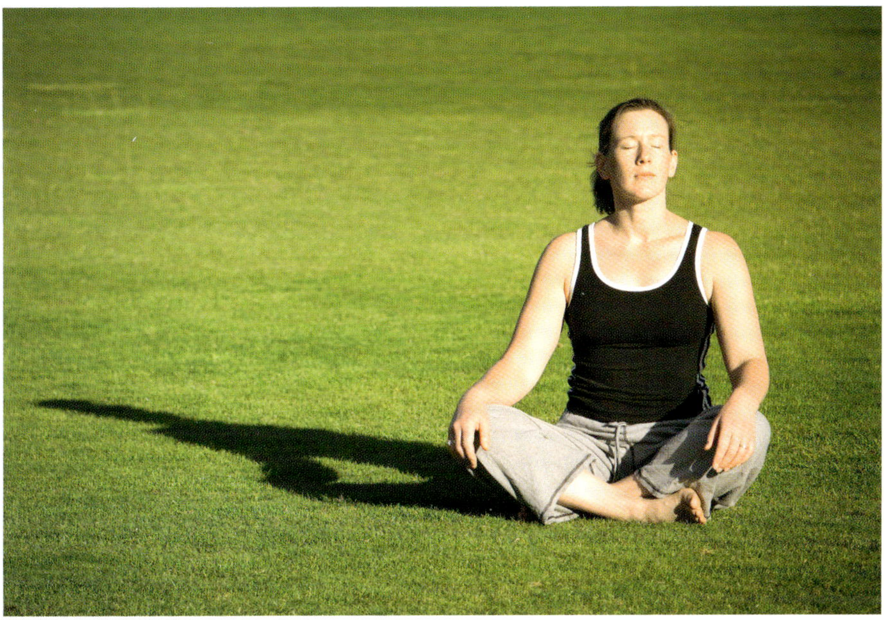

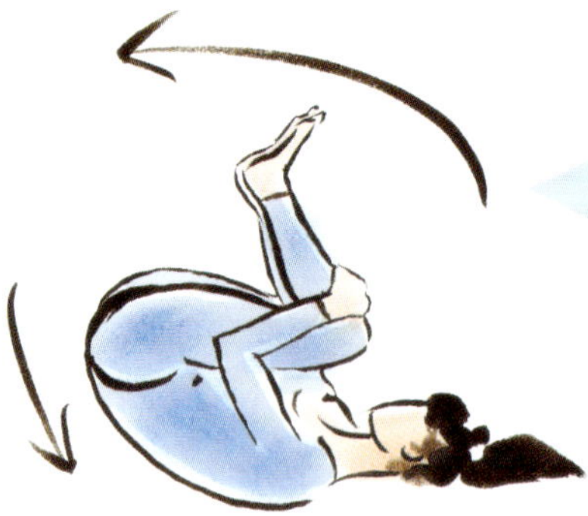

- Assis par terre, les genoux ramenés vers la poitrine, entourez vos genoux avec vos bras et posez le front contre vos genoux.
- Basculez lentement en arrière en gardant le dos rond et les pieds serrés.
- Faites ce mouvement de balançoire une dizaine de fois.

Décontraction du cou

Les exercices de décontraction du cou **combattent efficacement le stress.** Veillez à faire les mouvements en douceur et sans à-coup brusque.

Faites des mouvements de rotation avec le menton comme si vous tourniez autour d'une balle de tennis. Faites ensuite le même mouvement en sens inverse. Pour faire cet exercice, gardez bien les épaules basses. Cinq rotations dans chaque sens, à renouveler dans la journée, chaque fois que vous vous sentez un peu tendu.

Massage des pieds

Le massage des pieds est idéal pour se détendre et se ressourcer car il stimule les terminaisons nerveuses. Avec une huile parfumée à la menthe ou une crème bien riche, **massez la plante de vos pieds avec la pulpe du pouce** en faisant des petits mouvements de rotation sur toute la surface comprise entre le talon et la naissance des orteils. N'oubliez pas d'effleurer la partie supérieure du pied.

Après le travail

De retour chez vous, déchaussez-vous, buvez un grand verre d'eau et, si possible, ne pensez qu'à des choses agréables. Bonne soirée !

Au bord de la crise de nerfs ?

Si vous êtes énervé, massez avec la pulpe de vos doigts, en faisant des petits cercles, **le plexus solaire et les tempes :** ce sont des points stratégiques pour la détente du corps. N'oubliez pas de respirer profondément et lentement par le ventre.

Les huiles essentielles relaxantes

Comment agissent les huiles essentielles ?

Chaque plante doit son efficacité à un corps chimique. L'huile essentielle est la concentration de ce principe actif, qui agit selon le mode d'administration choisi : diffusion dans l'air ambiant, inhalation, bain aromatique, massage ou friction. L'action sera plus durable s'il y a contact avec la peau.

Différentes propriétés

Choisissez une huile essentielle en fonction de ses propriétés :

- Bois de rose : apaisante, anti-stress
- Bois de santal : relaxante
- Cardamome : combat la fatigue, procure détente et sommeil
- Géranium : combat l'irritabilité
- Lavande fine : apaisante, calmante, prépare au sommeil
- Lavandin : apaisante
- Mandarine : relaxante et délassante
- Marjolaine : calmante, favorise le sommeil
- Orange : calmante, apporte sérénité et équilibre

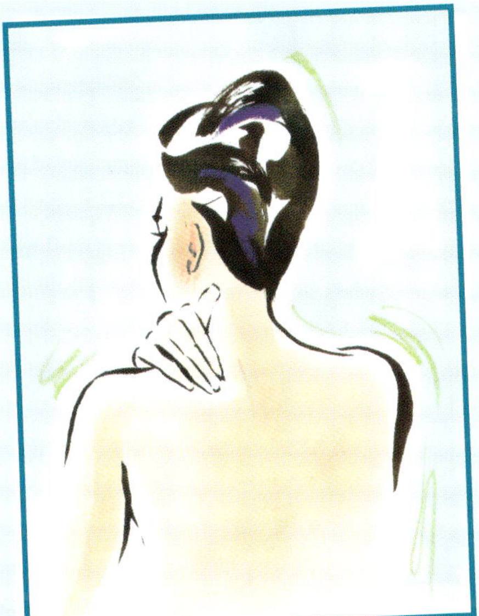

Préparez votre huile de massage

Une huile essentielle ne doit pas être appliquée à même la peau. Il faut la mélanger à une huile de base en proportion de 1 goutte pour 2 ml. Ainsi on ajoutera à 10 ml (2 cuillerées à soupe) d'huile (huile d'amande douce, huile de tournesol, de pépin de raisin…) 5 gouttes d'huile essentielle.

Huile de massage calmante

Dans 4 cuillerées à café d'huile végétale servant de base, mélangez 4 gouttes d'huile essentielle de lavandin, 3 de géranium et 3 de marjolaine. Vous pouvez effectuer par vous-même un massage des tempes, du visage, des pieds, des jambes, du cou et du plexus solaire.

Huile de jasmin

Vous êtes nerveux, stressé ? Pour vous calmer, demandez à la personne qui partage votre vie de vous faire un massage avec de l'huile de jasmin. Mettez 50 g de fleurs de jasmin fraîches bien épanouies à macérer dans 1/4 de litre d'huile neutre pendant 8 jours. Filtrez et conservez en bouteille.

Balnéothérapie chez soi

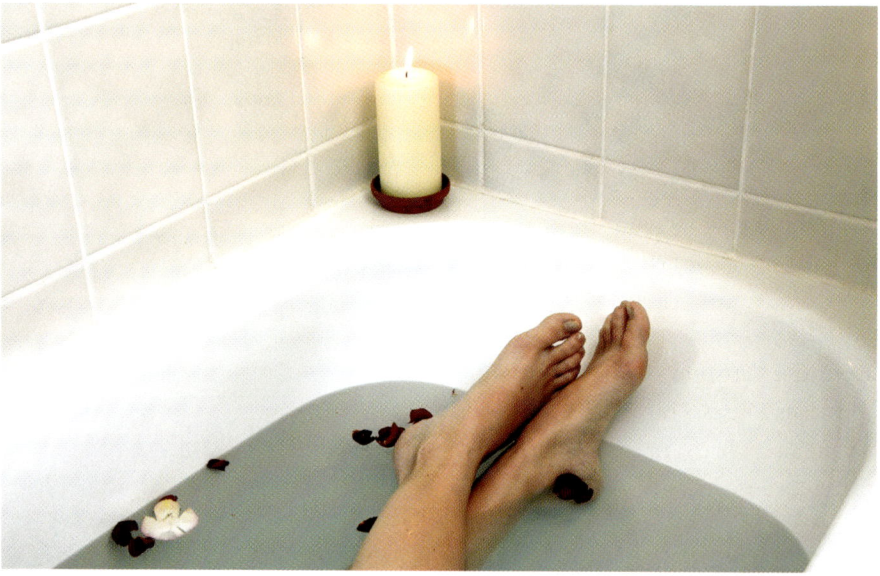

Un bain relaxant vous aidera à éliminer le stress.

Quel bain ?

Choisissez vos bains **en fonction des propriétés des plantes que vous allez mettre dans l'eau.** Par exemple, la menthe donne un coup de fouet, le tilleul prépare au sommeil, le cassis est souverain contre les rhumatismes et les courbatures, le son adoucit, le romarin tonifie, la fleur d'oranger détend, les fleurs de jasmin parfument délicieusement…

Bain apaisant

Préparez une infusion avec des fleurs de lavande, de passiflore, de camomille et de mélilot. Versez-la dans l'eau du bain.

Bain tonifiant

Mettez dans l'eau de votre bain quelques gouttes d'huile d'amande douce ainsi qu'une **infusion de romarin** (3 poignées de romarin que vous aurez laissé bouillir pendant 15 minutes).

Bain vivifiant

Diluez dans l'eau du bain **250 g de gros sel marin qui vivifie les tissus.** Le bain salé aide également à maigrir (1 kg de sel marin). Ce bain est cependant à déconseiller aux personnes ayant des problèmes cardiaques.

Bain de bonheur

Avec des huiles essentielles, composez un vrai bain de bonheur, **odorant, tonifiant et adoucissant** : versez dans l'eau du bain 4 gouttes d'huile essentielle de romarin, 4 de coriandre, 4 de thym, 4 de sauge (à diluer dans une base) et 1 litre de lait.

Bain des enrhumés

Faites une décoction de **150 g de bourgeons de pin frais dans 2 litres d'eau.** Mettez la décoction dans la baignoire et versez l'eau du bain. Vous pouvez remplacer les bourgeons de pin par des gouttes d'huile essentielle de pin sylvestre.

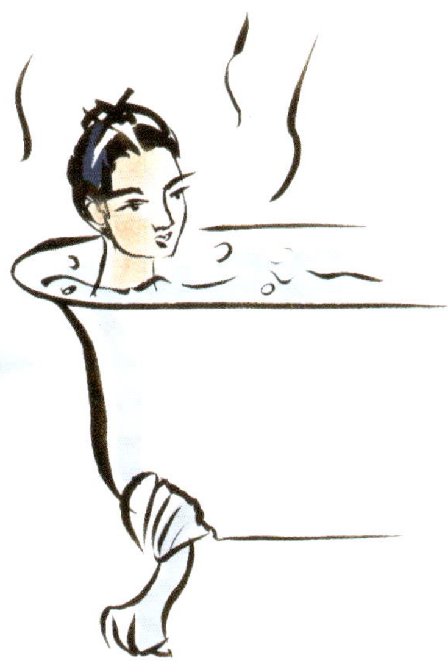

Bain relaxant

Mélangez 10 gouttes d'huile essentielle de lavandin et 10 gouttes d'orange douce avec 4 cuillerées à soupe d'huile végétale. Respirez bien les vapeurs d'huiles essentielles lorsque vous êtes dans votre bain. **Sortez du bain sans vous doucher** pour conserver sur votre peau les huiles qui continueront à agir pendant les heures qui suivent. Enveloppez-vous dans un peignoir de bain et reposez-vous quelques minutes.

Bain au lait et aux agrumes

Ce bain doux et hydratant **soulage la tension nerveuse et stimule le système circulatoire.** Faites couler un bain chaud, ajoutez peu à peu 1 tasse de lait en poudre, 5 gouttes d'huile essentielle de lavande, le zeste d'un citron et le zeste d'une orange (non traités bien évidemment). Restez de 15 à 20 minutes dans ce bain.

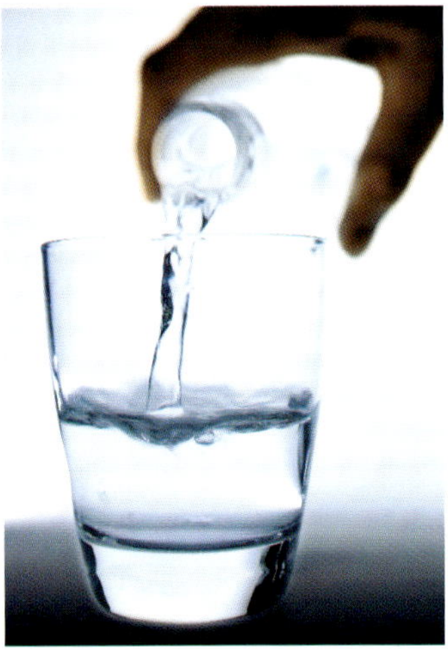

Après le bain, buvez un grand verre d'eau pour réhydrater le corps.

Bains aux huiles essentielles

Comptez environ **20 gouttes d'huile essentielle par bain, diluées au préalable dans une base pour bain** car les huiles ne sont pas solubles dans l'eau. Vous pouvez associer plusieurs huiles essentielles :

- Arbre à thé : bain purifiant
- Cyprès : bain pour la circulation, jambes lourdes
- Géranium rosat : bain douceur pour peaux sèches ou irritées
- Lavande : bain calmant qui protège des refroidissements
- Lavandin : bain apaisant
- Mandarine : bain calmant pour les enfants énervés
- Ravensare : bain protecteur contre les effets des refroidissements et délassant
- Romarin : bain tonifiant
- Térébenthine : bain qui dégage bien les voies respiratoires

Bain aux quatre plantes

Ce bain est à prendre **dès que vous vous sentez un peu fatigué.** Dans 1/2 litre d'eau bouillante, mettez 5 g de feuilles de menthe poivrée, 5 g de fleurs de lavande, 5 g de fleurs de serpolet, 5 g de romarin fleuri. Laissez infuser pendant une dizaine de minutes puis versez dans un bain chaud.

Bain-douche

Après un bain chaud, terminez par **une douche fraîche qui tonifiera la peau.** Les femmes insisteront en particulier sur les seins. Cela les rend plus fermes.

Sortie de bain

Pendant que vous prenez votre douche ou votre bain, faites chauffer la serviette ou le peignoir sur le radiateur. Enveloppez-vous dedans : vous aurez une agréable sensation de bien-être…

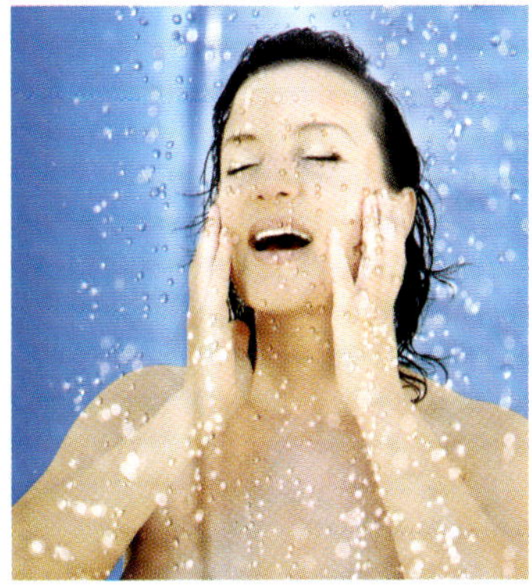

Terminez toujours un bain chaud par un jet d'eau froide.

Douche idéale

L'idéal est de prendre **une douche pas trop chaude, aux environs de 30 °C** et de finir par une eau qui alterne le chaud et le frais. Courage : cela stimule la circulation sanguine ! L'eau froide contracte les vaisseaux, raffermit les tissus cutanés et dynamise pour toute la journée.

Douche décontractante

Si vous êtes fatigué, prenez une douche tiède (28-30 °C), savonnez-vous puis faites couler, **le long de votre colonne vertébrale, de l'eau très chaude.** Cette douche vous apportera une relaxation plus grande qu'un bain.

Plus de savon ?

Le jaune d'œuf est un **excellent savon pour les cheveux, le visage et le corps.** Il est souverain pour faire disparaître les petites rougeurs ou les petites rugosités de la peau. Lavez-vous de temps en temps avec des jaunes d'œufs, massez bien et rincez à l'eau tiède.

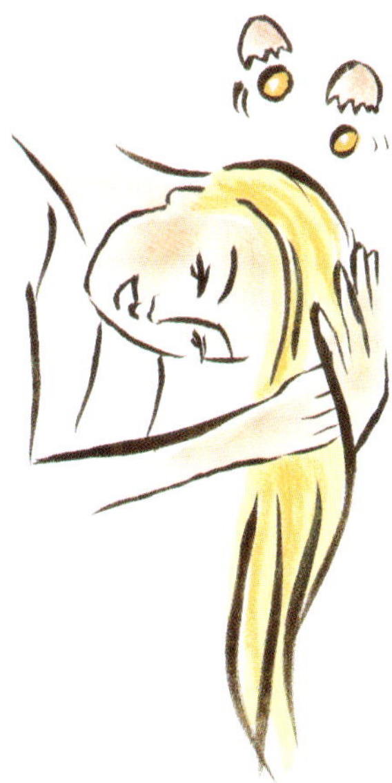

Plus de calcaire !

Selon les régions, l'eau contient plus ou moins de calcaire, qui est agressif pour la peau. Fabriquez **des pochettes de gaze ou de mousseline** que vous garnirez de **50 g de son ou de flocons d'avoine.** Mettez ces pochettes dans votre bain : le calcaire sera ainsi neutralisé !

S'endormir sereinement

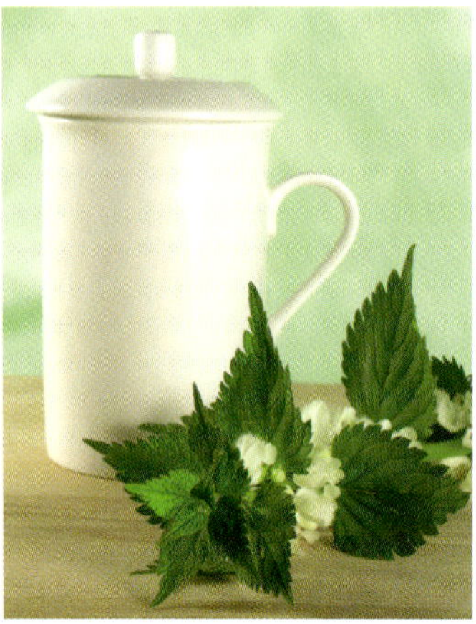

Une infusion de lamier blanc est recommandée pour avoir un bon sommeil.

Infusion digestive

Ne vous couchez pas avant la fin de la digestion, c'est-à-dire environ 3 heures après le dîner. Pensez à prendre **une infusion digestive (verveine, mélisse)** avant de rejoindre Morphée. Attention, la menthe, le soir, est un peu excitante.

Sédatif naturel

L'ortie blanche, également appelée lamier blanc, est **un excellent sédatif qui facilite le sommeil et détend.** Vous pouvez soit mélanger une pincée de cette plante séchée réduite en poudre à votre potage, soit préparer une infusion avec les fleurs (1 cuillerée à café par tasse, infusée 5 minutes) à boire le soir, après le repas.

Pas d'efforts le soir

Ne faites **pas d'efforts intenses** et ne pratiquez pas de sports trop durs avant de vous coucher, car vous risqueriez de ne pas trouver facilement le sommeil.

Silence, on dort !

Plus l'endroit où vous dormez est bruyant, plus votre sommeil profond diminue. **Veillez à l'insonorisation acoustique de la chambre** (double vitrage, tissu mural, isolant, moquette, etc.).

Bienvenue au sommeil

Préparez votre sommeil en **baissant la lumière et en mettant une musique douce**, voire un CD de

À la même heure

Pour s'endormir sereinement et sans problème, il est conseillé d'avoir des horaires réguliers de lever et de coucher.

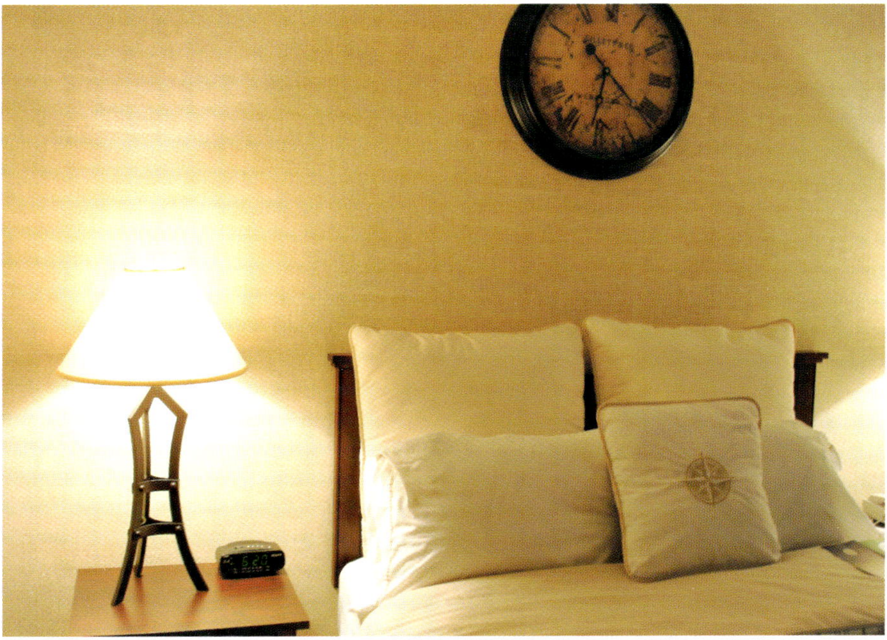

musique relaxante. Vous pouvez préférer un CD avec le chant des oiseaux, le bruit d'une cascade ou celui de la mer. L'essentiel, c'est de vous détendre parfaitement.

Pour bien vous endormir, baissez la lumière et mettez une musique douce.

Taux d'hygrométrie

Ne dormez pas dans une atmosphère sèche. C'est mauvais pour la qualité de votre sommeil comme pour votre peau. **Humidifiez l'air de votre chambre** et, pour encore plus de bien-être, parfumez l'eau de vos saturateurs avec quelques gouttes d'huile essentielle appropriée (voir page 22).

Promenade digestive

Avant de vous coucher, faites une promenade digestive. **Marchez d'un pas alerte, mais sans vous presser**, en respirant profondément, régulièrement. Entre autres bienfaits, la marche détend aussi bien

Noir, c'est noir !

L'obscurité favorise le sommeil. Fermez les volets, tirez les rideaux. S'il n'y en a pas là où vous emménagez, faites-en installer.

moralement que physiquement, améliore l'humeur, active la circulation.

Des pas dans l'eau froide

Pour bien vous préparer au sommeil, remplissez votre baignoire d'eau froide jusqu'au-dessus des genoux et **faites des pas lentement dans la baignoire pendant 5 minutes.** Lorsque vous sortez de la baignoire, essuyez vos jambes et mettez-vous au lit immédiatement. L'eau froide décongestionne et active la circulation. Vous allez ressentir une sensation de chaleur suivie d'une envie de dormir.

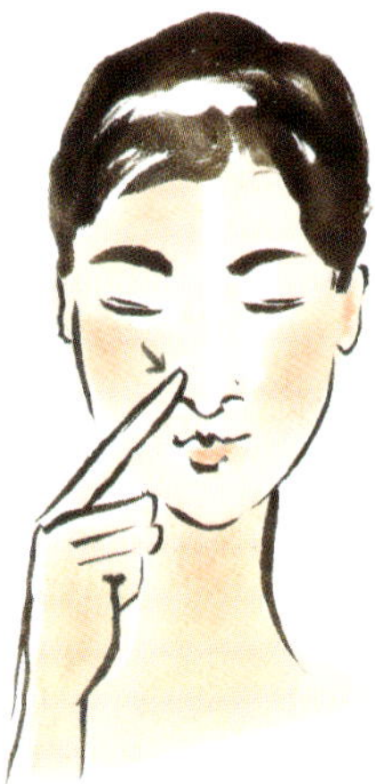

Exercice pour bien dormir

Pour vous détendre avant de dormir, asseyez-vous en tailleur, **bouchez votre narine droite avec la main droite** et respirez à fond avec la narine gauche. Faites la même chose en bouchant la narine gauche. Recommencez une dizaine de fois, puis au lit !

Matelas : dur ou mou ?

Le choix du matelas est important pour le sommeil comme pour l'état du dos. Un matelas mou favorise les déformations du corps, un matelas trop dur n'est pas idéal non plus car il ne soutient pas les courbures du corps. **Le matelas parfait est ferme et respecte les courbures du corps** ; il doit être différent selon le poids et la morphologie de chacun.

Testez votre futur matelas

Avant d'acheter un matelas, testez-le. Son choix est trop important pour être traité à la légère. **Allongez-vous de longues minutes dessus** et vérifiez qu'il n'y a pas de creux entre la courbure des lombaires et le matelas. De même, lorsque vous êtes sur le côté, entre la taille et le matelas.

Photo p. 27 :
Avant de vous coucher, ouvrez la fenêtre pendant quelques minutes.

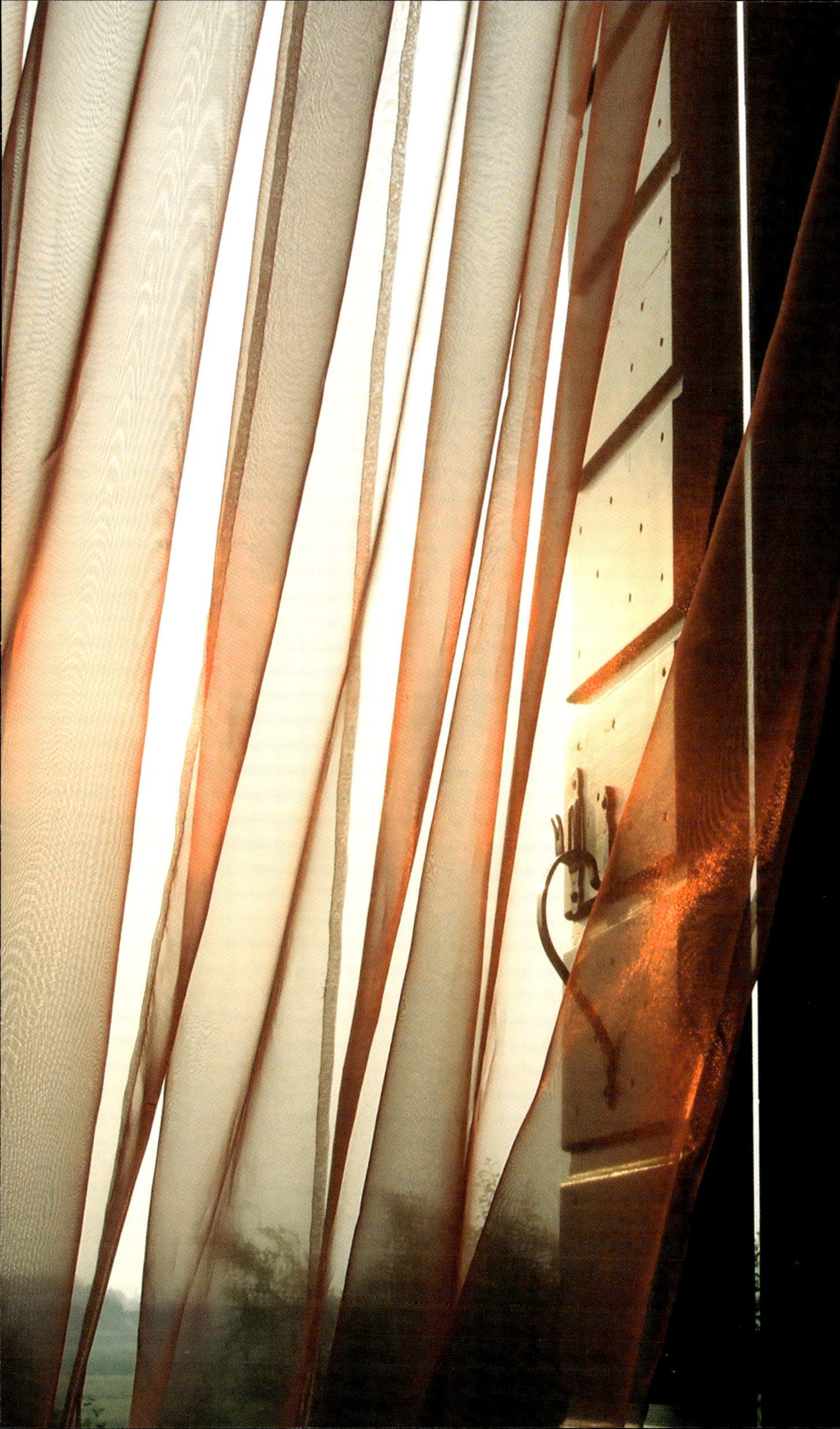

Changez de literie

Une literie doit être changée tous les 10 ans. Au-delà, ses performances décroissent d'environ 25 % pour une literie de qualité, voire davantage pour celles qui sont de moindre qualité. Une étude a montré que le remplacement d'une vieille literie améliorait le mal de dos dans 50 % des cas.

Attention aux oreillers

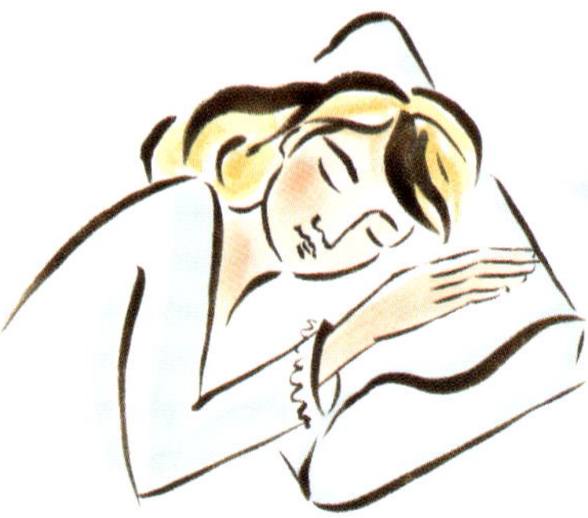

Ne vous endormez pas environné de multiples oreillers. C'est mauvais pour votre cou et votre dos. **Mieux vaut dormir à plat**, glisser un oreiller sous votre matelas ou investir dans un oreiller ergonomique spécial pour cervicales ou vertèbres.

Dormir sur le ventre

Si vous dormez sur le ventre et que vos lombaires tiraillent, **glissez sous votre ventre un oreiller** pour effacer la cambrure, accentuée par cette position. Pour un confort optimal, vous pouvez également glisser un traversin sous vos pieds.

Position chinoise

La position préférée des Chinois pour dormir est **une variante du « chien de fusil »** : allongé sur le côté, le dormeur a les jambes légèrement fléchies et remontées, le bras inférieur enroulé autour de la tête et le bras supérieur étendu le long du corps. Cette position évite les tensions dans le cou et les épaules ainsi que les engourdissements.

Lait chaud

Parmi les boissons chaudes qui facilitent le sommeil, pensez au bol de lait sucré avec du miel.

Les plantes amies du sommeil

Le tilleul, les fleurs de primevère et d'aubépine, la valériane, la fleur d'oranger, la passiflore, le basilic, la marjolaine, le thym, le serpolet ont des vertus calmantes et favorisent le sommeil. Vous pouvez faire des infusions avec l'une de ces plantes sédatives pour vous préparer à une bonne nuit. À prendre 3/4 d'heure avant de vous mettre au lit.

- **Infusion de marjolaine** : mettez dans une tasse d'eau frémissante une pincée de fleurs et de feuilles séchées de marjolaine.
- **Infusion de primevère** : dans 1/2 litre d'eau, laissez infuser, pendant 10 minutes, 15 g de fleurs entières séchées.
- **Infusion de cynorrhodon** : le fruit de l'églantier contient des graines aux propriétés sédatives idéales contre les insomnies d'origine nerveuse, les palpitations et l'anxiété. Laissez infuser 25 g de baies d'églantier dans 1/2 litre d'eau.

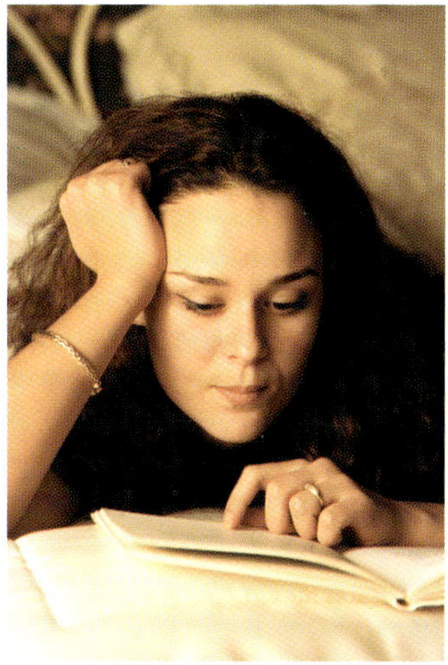

Pour vous détendre avant de dormir, lisez quelques instants.

Tisane aux épluchures de pommes

Les épluchures de pommes (non traitées) séchées et conservées dans des bocaux parfument agréablement les tisanes. De plus, **elles ont une action sédative** : à prendre donc avant d'aller se coucher.

La chasse au sommeil

Si vous vous réveillez au milieu de la nuit et cherchez de nouveau vainement votre sommeil, ne regardez pas votre réveil toutes les 5 minutes en vous tournant et retournant dans votre lit. **Levez-vous, mangez une pomme, puis revenez dans le lit, bâillez et étirez-vous exagérément.** Le bâillement est un antidote de l'insomnie.

Le sommeil ne vient pas...
Faites quelques exercices de respiration profonde ou bien plongez stoïquement vos deux bras dans l'eau froide.

De bonnes conditions pour dormir

Il n'est pas bon de dormir dans une pièce trop chaude ou non aérée. **La température ne doit pas dépasser 18-19 °C pour favoriser le sommeil.**

Baissez le chauffage avant de vous coucher. Ouvrez en grand les fenêtres pendant quelques minutes. Si vous désirez laisser la fenêtre entrebâillée, veillez à ce que l'air ne vienne pas directement sur vous : vous risqueriez d'attraper un torticolis.

Se réveiller en forme

Un bol d'air

Dès que vous êtes debout, ouvrez les volets ou tirez les rideaux : laissez entrer la lumière. **Étirez-vous en respirant l'air matinal. Inspirez profondément**, bloquez votre respiration aussi longtemps que possible, puis expirez lentement. Recommencez trois fois de suite.

Exercice matinal

Le matin, **ne vous levez pas brusquement. Étirez-vous longuement**, cela vous tonifiera pour la journée et réveillera en douceur tout votre corps.

- Mettez-vous sur un côté, appuyez votre tête sur votre main.
- Étirez la jambe sur laquelle vous êtes en appui.
- Pliez l'autre jambe et attrapez la cheville dans votre main. Tirez-la en arrière aussi loin que possible. Allongez le cou et la tête.
- Tenez cette position quelques secondes, relâchez. Recommencez le mouvement quatre fois puis changez de côté.

Après une mauvaise nuit

Pour être en forme, frictionnez-vous le corps avec de l'eau salée (1 poignée de sel marin pour 1 litre d'eau).

Gym à faire dans son lit !

Encore allongé sur le dos dans votre lit, voici un exercice à faire **pour éliminer les tensions dorsales** accumulées dans le bassin et la zone vertébrale lors de la nuit.

- Jambes fléchies et bras tendus derrière la tête, inspirez.
- En expirant, poussez les genoux vers la droite en tournant la tête et les bras vers la gauche.
- Faites ensuite la torsion inverse.

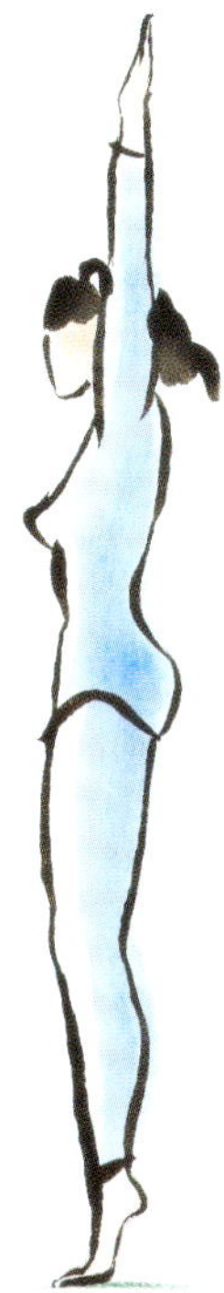

Réveil tonique

Le matin, il faut réveiller ses muscles. **Après quelques étirements préalables, mettez-vous debout**, les pieds joints, le dos droit et non cambré et le menton légèrement rentré, les épaules abaissées, le ventre rentré également.

- Montez sur la pointe des pieds, levez les bras à la verticale, le plus haut possible, en les tirant comme pour toucher le plafond.
- Redescendez les bras et les talons. Recommencez quatre fois le mouvement en respirant lentement et profondément.

Infusion matinale

Pour bien commencer la journée, voici **une infusion du matin, agréablement tonique.** Mettez au fond d'une théière 1 pincée de feuilles de basilic, de romarin, de thym et de sarriette. Versez 1/2 litre d'eau bouillante. Laissez infuser pendant 10 minutes puis ajoutez le jus d'un demi-citron. Vous pouvez sucrer avec un peu de miel.

Infusion stimulante

Portez 1 litre d'eau à ébullition. Versez-la sur 1 pincée de racine de gingembre râpée, 1 pincée d'écorce de cannelle, 1 pincée de feuilles de sarriette, 1 pincée de fruits de cardamome, 1 pincée de feuilles de menthe et laissez infuser pendant 10 minutes.

Les plantes stimulantes

Vous manquez d'énergie ? Faites-vous des tisanes toniques avec les plantes suivantes, utilisées seules ou en mélange.

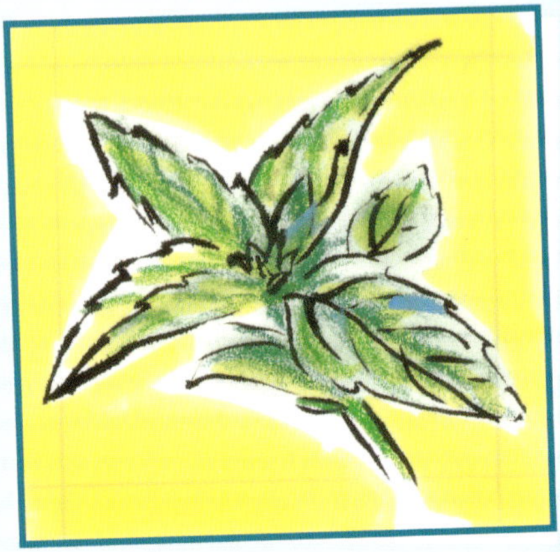

Basilic (*Ocimum basilicum*)
Les feuilles et les sommités fleuries ont des vertus toniques. De plus, elles renforcent le système immunitaire. Le basilic fluidifie le sang : limitez-en l'absorption durant les règles et la grossesse.

Cerfeuil (*Anthriscus cerefolium*)
Ses feuilles contiennent de la vitamine C, du fer, du carotène et du magnésium. Le cerfeuil a des vertus toniques. Il doit être utilisé frais car le séchage lui fait perdre la quasi-totalité de ses principes actifs.
Le cerfeuil est déconseillé aux femmes enceintes.

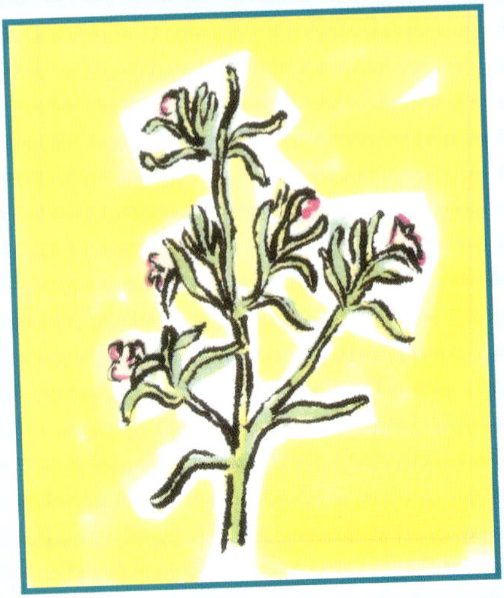

Mélisse (*Melissa officinale*)
Elle stimule et donne un coup de fouet à l'organisme fatigué.

Menthe poivrée (*Mentha piperata*)
Rafraîchissante, elle stimule l'organisme et combat la fatigue générale.

Romarin (*Rosmarinus officinalis*)
Le romarin a des propriétés stimulantes. Il redonne du tonus à un organisme fatigué.

Sarriette (*Satureia hortensis*)
Tonique et stimulante, la sarriette est également recommandée pour récupérer après un effort physique.

Thym (*Thymus vulgaris*)
Tonique, le thym combat l'anémie, augmente la forme physique, intellectuelle et morale. Il soutient le système digestif et évite la somnolence après les repas.

Une alimentation saine

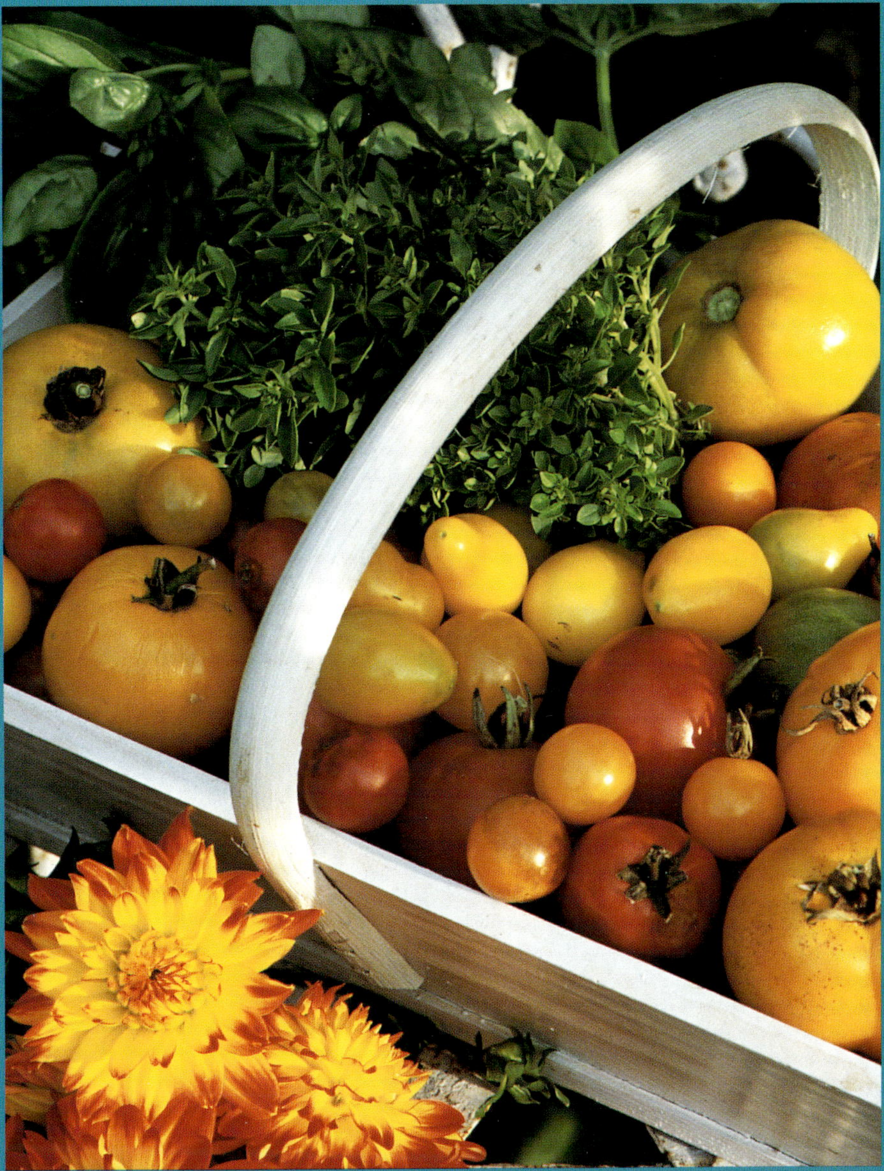

Les bonnes habitudes alimentaires

Le temps de manger

Prenez de bonnes habitudes : **mangez tranquillement, dans le calme, et mastiquez bien.** Tout d'abord, cela facilitera le travail de digestion et ensuite vous mangerez moins. Il faut environ 20 minutes pour que le corps transmette son message de satiété. Si vous mangez trop vite, vous absorberez plus que ce que votre organisme réclame et

Le matin, prenez le temps de savourer un petit déjeuner complet.

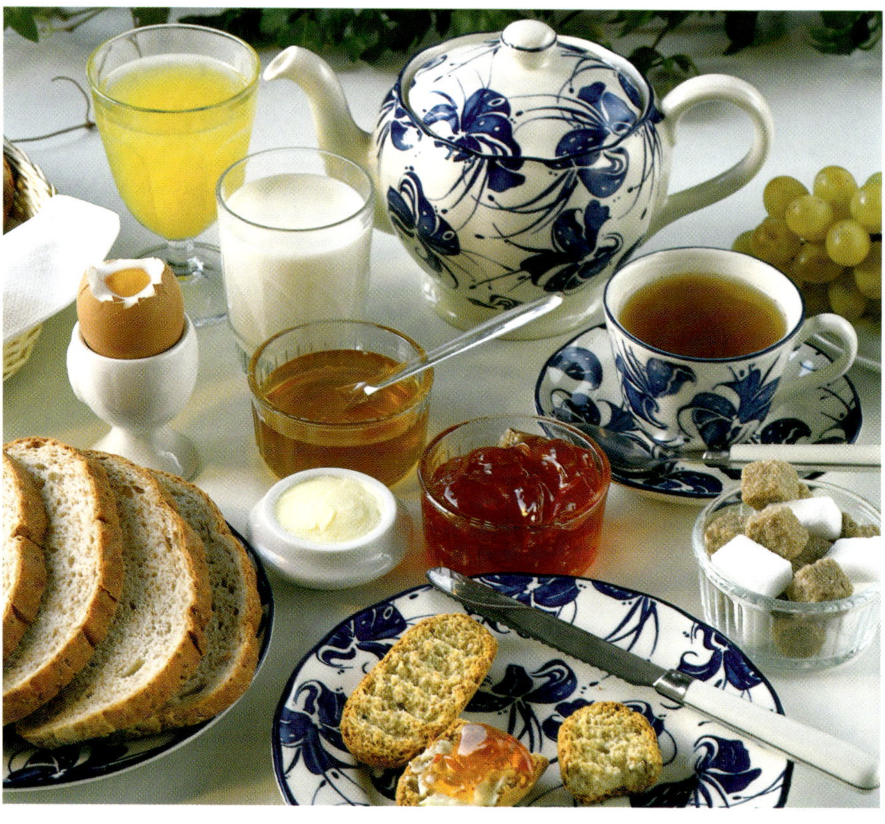

vous aurez des ballonnements inconfortables et peu esthétiques.

L'eau détox

Indispensable pour être en pleine forme, l'eau plate est idéale pour la détoxication de l'organisme car **elle dissout et élimine une partie des toxiques** et des déchets traités par le foie. Buvez-en 1 litre et demi par jour. Évitez de boire de l'eau gazeuse car elle remplit le tube digestif de gaz.

Contre le goût de chlore

Pour l'absorber, mettez dans le verre ou la carafe d'eau quelques feuilles de menthe fraîche.

Petites faims

En cas de **petites faims sournoises**, prévoyez des yaourts, des tranches de jambon sans gras, des pommes, des légumes lavés et coupés conservés au réfrigérateur dans une boîte. Mangez en toute tranquillité des bâtonnets de carotte, des petits radis, des morceaux de chou-fleur cru, des branches de céleri. **C'est meilleur pour la ligne et la santé** que le paquet de gâteaux ! De plus, cela vous apportera vitamines, minéraux et fibres.

Pour bien démarrer la journée

Prenez un petit déjeuner très complet si vous avez le temps : 1 boisson pour hydrater, 1 yaourt ou du fromage qui apportent l'indispensable calcium ainsi qu'un aliment consistant (pain, céréales) qui fournit des glucides lents. On peut ajouter à cela un jus de fruit ou des fruits frais qui ouvrent l'appétit, apportent des vitamines et jouent un rôle de starter, des œufs et de la charcuterie, riches en protéines, qui évitent le creux de 11 heures.

Les charcuteries, excellents compléments du pain, sont à choisir parmi les moins grasses, comme le jambon cru qui, débarrassé de son pourtour, ne contient que 2 à 5 % de matières grasses.

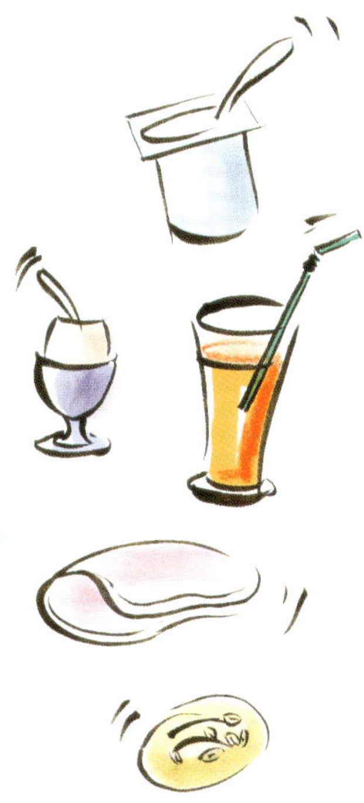

Le plein de vitamines

Pensez à incorporer des jus de fruits et de légumes dans votre alimentation. Si vous avez une centrifugeuse, c'est le moment de vous en servir. **Buvez un verre de jus avant les repas principaux**, lentement pour que la salive ait le temps de faire son travail. Choisissez fruits et légumes en fonction de leur action :

- dépurative : groseilles, framboises, fraises ;
- fortifiante : framboises, oranges, pamplemousses, citrons ;
- tonique : oranges, carottes, pommes, céleris, citrons ;
- revigorante : carottes, groseilles, citrons.

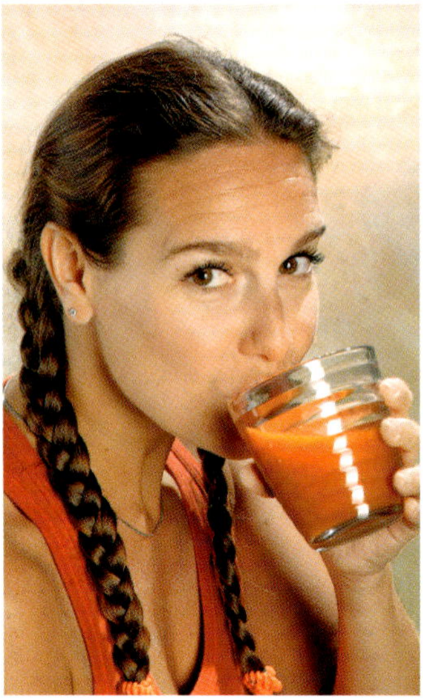

Un jus de carotte est une bonne source de vitamines.

En-cas

Vous avez une petite faim au bureau… **Faites une pause : laissez vos dossiers de côté quelques minutes**, buvez un grand verre d'eau, faites quelques exercices de respiration, puis mangez lentement une pomme en vous concentrant sur le plaisir de manger. Le stress et la hâte sont souvent des causes d'excédent de poids.

Régime sans sel

Pour donner du goût à des plats sans sel, remplacez ce dernier dans la mayonnaise par de l'estragon finement haché, dans l'omelette par de la sauge, dans les œufs cocotte par de la ciboulette, dans la purée par de la noix de muscade, etc.

Du calcium pour les os

Vous en trouverez dans les produits laitiers, mais aussi dans les légumes verts, les haricots secs, les agrumes.

Faites le bilan

Une carence en fer, en magnésium, en phosphore, en potassium et en sodium entraîne des fatigues et des coups de pompe. Demandez à votre médecin de vous faire des bilans réguliers.

Les oméga 3, 6 et 9

C'est le bon gras, les **graisses essentielles appelées « insaturées »** car elles ne contiennent pas que du gras mais d'autres nutriments essentiels : les acides linoléiques ou alpha-linoléiques, ou oméga. On les trouve en quantité dans la chair de poisson, les coquillages, l'huile de noix et l'huile de colza.

Les bienfaits du verger

L'abricot, pour les sportifs et les bébés !

C'est le fruit champion de la provitamine A (bêta-carotène), aux propriétés antioxydantes et désintoxicantes, qui, transformée en **vitamine A**, intervient sur la **croissance, la protection de la peau et des muqueuses**, ainsi que la vision. Il est particulièrement intéressant lorsque les besoins en carotène augmentent (grossesse, prise de pilule contraceptive, consommation de tabac). C'est aussi le fruit des sportifs : fer, potassium, magnésium étant à privilégier en cas d'activité musculaire élevée. L'abricot mûr, très digeste, est l'un des premiers fruits que l'on peut servir aux bébés.

L'amande, riche en magnésium

C'est une mine de magnésium, minéral qui participe à l'**équilibre du système nerveux** et intervient dans la **réponse musculaire.** Elle est aussi dotée de lipides insaturés comme tous les fruits oléagineux, ce qui est bon pour la santé cardiovasculaire.

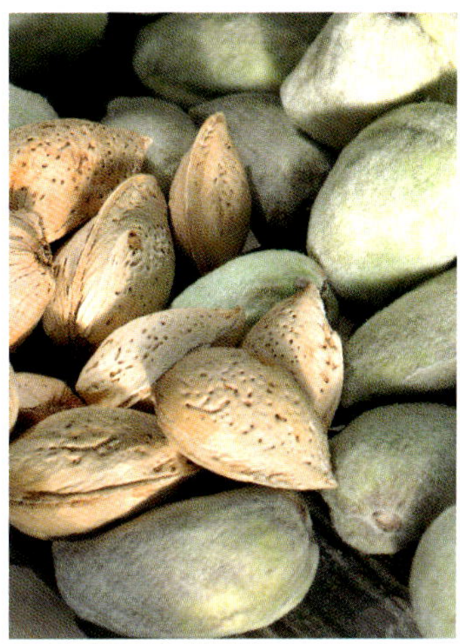

Consommez de préférence des amandes fraîches, moins caloriques.

La banane, fruit de compétition

La banane est un excellent fruit à manger 2 heures avant une compétition sportive : sa richesse en vitamines A, B, C, en magnésium, en phosphore et en potassium apporte du **tonus à l'organisme avant l'effort**.

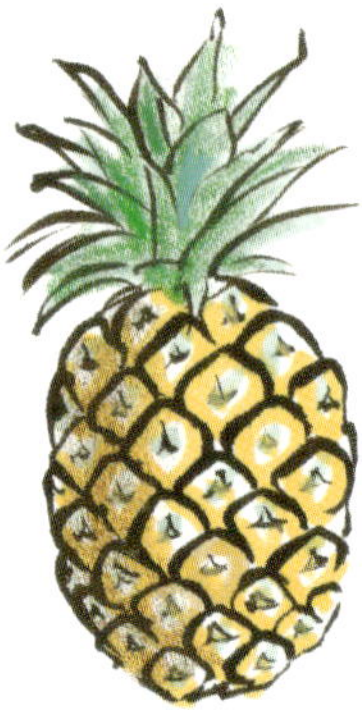

L'ananas aide à la digestion

L'ananas ne fait pas maigrir, ni fondre les graisses. Grâce à une enzyme, la broméláïne, il possède simplement la vertu de favoriser la **digestion des protéines** et est peu énergétique. Il a donc sa place dans un régime-minceur, surtout qu'il est très bien pourvu en vitamines et en minéraux.

Le cassis, excellent pour la circulation

Les fruits du cassis sont très riches en vitamines C. Des études ont démontré que le cassis avait le pouvoir d'accroître l'acuité visuelle nocturne. Le fruit du cassis, riche en vitamine C, est un **antioxydant majeur**. Il a un effet favorable sur la circulation (couperose, jambes lourdes) et se montre actif contre le vieillissement des parois des vaisseaux sanguins.

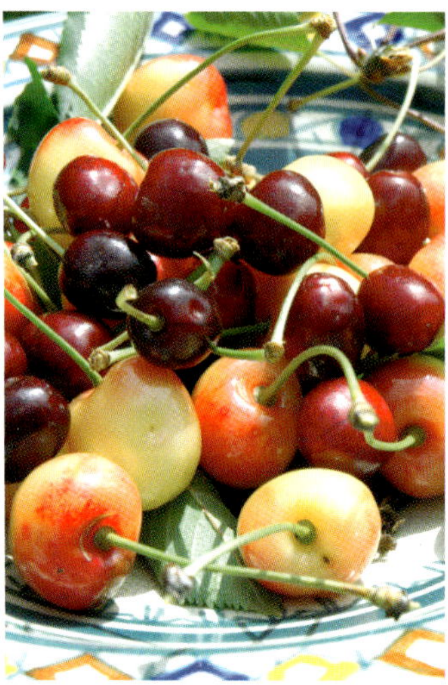

La cerise est un fruit rafraîchissant et sucré.

La cerise, diurétique et vitaminée

La cerise est un fruit sucré (14 %), minéralisé, vitaminé. Ses pigments rouges renforcent l'action de la vitamine C. Richesse en eau, en potassium et présence de sorbitol : **la cerise est diurétique.** 100 g de cerises couvrent à eux seuls 30 % des apports journaliers conseillés en vitamine C pour un enfant de 6 ans (15 mg pour 100 g) et 10 % en carotène. Évitez de boire de l'eau après avoir mangé des cerises pour ne pas faire gonfler la cellulose dans l'estomac.

La châtaigne, énergétique et minéralisée

La châtaigne est un **fruit adapté aux sportifs.** On pourra la consommer aussi bien avant un effort physique (énergie lentement disponible) qu'après, afin de recharger les réserves de glycogène musculaire. Comparée aux autres fruits frais, la châtaigne présente un profil très original : énergétique car **riche en glucides complexes,** elle est bien minéralisée avec en particulier 600 mg de potassium aux 100 g et assure un bon complément en vitamine E et en vitamines du groupe B.

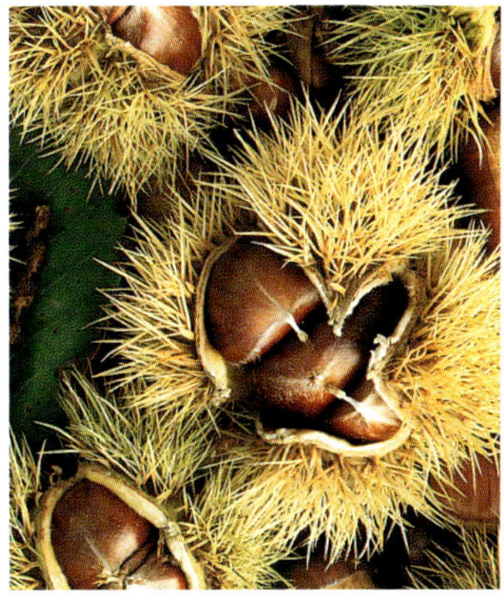

La châtaigne est l'un des fruits du sportif.

Le citron : calcium et vitamine C

Le citron a un atout remarquable : sa **haute teneur en vitamine C** (52 mg aux 100 g), accompagnée d'autres substances nutritionnellement actives (vitamine P, acides organiques, sélénium, fibres, etc.). Il renferme du **calcium à un taux élevé** (25 mg aux 100 g) comparé à la plupart des autres fruits (de 5 à 15 mg). Du fait de son faible apport calorique et de sa facilité d'utilisation, le citron s'intègre parfaitement dans notre alimentation actuelle où il devrait trouver place quotidiennement (par exemple, pensez au citron pour remplacer le vinaigre).

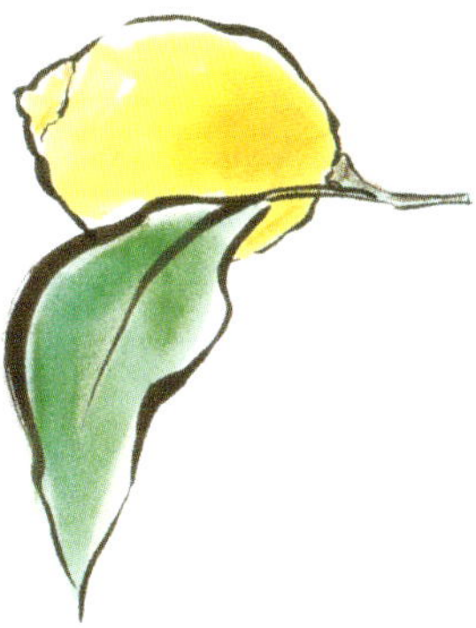

La clémentine, fruit revigorant !

La clémentine est **bien pourvue en vitamine C** (antifatigue et anti-agression) que notre organisme ne peut fabriquer. Son activité est renforcée par de nombreux autres composants, en particulier des **pigments.** Ceux qui consomment peu de légumes et de fruits crus, les fumeurs et les personnes prenant certains médicaments (œstrogènes, aspirine) peuvent pallier leur déficit en vitamine C en consommant 4 clémentines par jour.

Le cynorrhodon, champion de la vitamine C

Le fruit de l'églantier se récolte à l'automne dans les haies lorsqu'il est bien rouge. La partie comestible est le tissu jaunâtre qui forme les parois du réceptacle charnu. Elle renferme une **immense richesse en vitamines** (3 baies en contiennent autant qu'une orange), des acides citriques et maliques, du tanin, des pectines. On en fait de la confiture, du sirop, des pâtes de fruit, des tartes, et en Alsace, de l'alcool blanc.

Le coing, ralentisseur du transit

Le coing est réputé pour son effet régulateur du transit intestinal. **Riche en fibres solubles qui forment un gel dans l'intestin**, il contient des tanins qui sont de véritables ralentisseurs du transit. Sa richesse en potassium lui donne un effet diurétique qui favorise l'élimination de l'eau par les reins.

Les coings donnent de délicieuses confitures bénéfiques au bien-être intestinal.

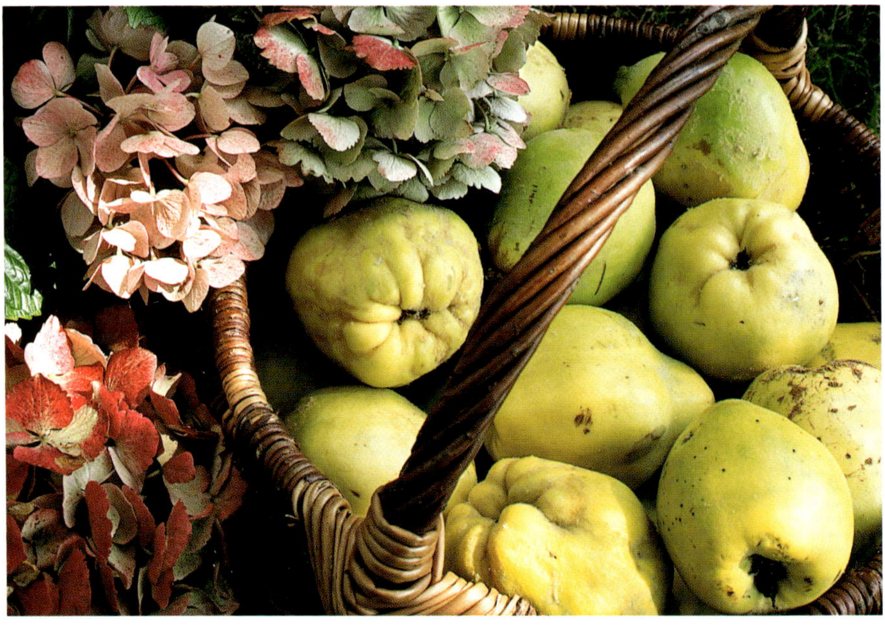

La figue, idéale pour les personnes âgées

Bien pourvue en glucides (13 g aux 100 g), la figue se distingue par **sa richesse en minéraux** (surtout calcium, potassium et magnésium). Elle est également riche en fibres et la présence des petits grains (les akènes) lui donne un effet stimulant sur le transit intestinal. C'est le fruit adapté aux besoins de la personne âgée.

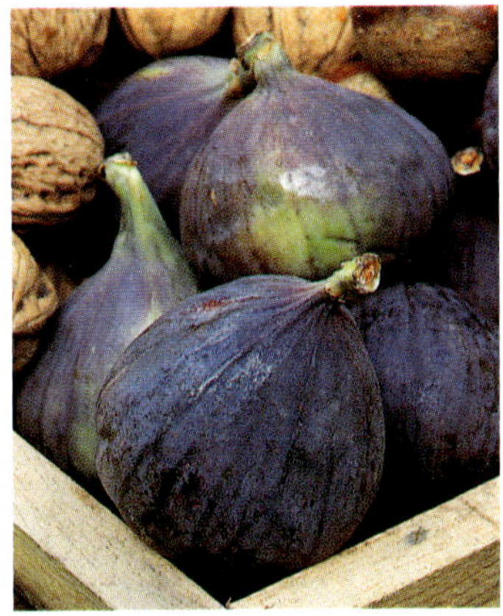

La figue est un fruit intéressant à intégrer dans son alimentation.

La fraise, recommandée aux fatigués !

La fraise est un fruit vedette de la vitamine C. **Elle a, au printemps, la valeur de l'agrume en hiver** : il suffit de consommer 100 g de fraises pour avoir les 80 mg de vitamine C, vitamine antifatigue, recommandés chaque jour.

La framboise, riche en minéraux

Ce petit fruit délicat a une grande « discrétion » énergétique (38 kcalories aux 100 g) qui en fait un des fruits vedettes des menus minceur des beaux jours. **Elle a une haute densité minérale**, notamment en calcium, magnésium et fer, et une **bonne teneur en vitamine C** (25 mg aux 100 g). Elle est diurétique et légèrement laxative.

Contre la paresse intestinale

Les framboises sont très efficaces en raison de leurs fibres abondantes.

En vogue : la grenade

Des études récentes sur ses qualités nutritionnelles et thérapeutiques ont démontré que la grenade est très riche en phosphore, potassium, magnésium, calcium, fer, vitamines et polyphénols. La grenade est donc un **excellent antioxydant**. Elle aurait une action bénéfique sur l'hypertension, réduirait le mauvais cholestérol et l'artériosclérose. Bref, **la grenade est à inclure dans une cure anti-âge.**

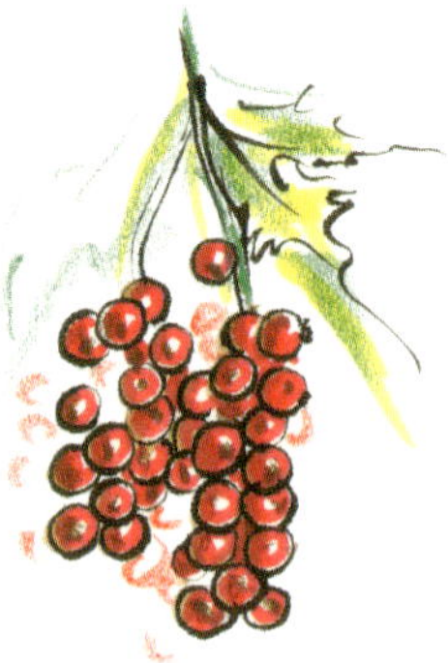

La groseille, décongestionnant du foie

Très peu calorique, la groseille a des propriétés proches de celles du cassis. Riche en protéines, sel de sodium, potassium, calcium, magnésium, brome, fer, cuivre, phosphore, chlore et vitamine C, elle est **conseillée aux arthritiques et aux rhumatisants.** De plus, c'est un **laxatif, antiscorbutique et diurétique puissant.** Une cure de jus ou de fruits frais à raison de 150 g par jour décongestionne le foie.

Le kiwi contre le vieillissement prématuré

Le kiwi se distingue par un apport énergétique relativement faible mais une **concentration en nutriments indispensables particulièrement élevée :** vitamine C en particulier (80 mg aux 100 g), carotène, vitamine E (3 mg/100 g) et minéraux (calcium, magnésium, fer, etc.). En général peu présente dans les fruits frais, la vitamine E par son action anti-oxydante sur les lipides protège les tissus et le système cardio-vasculaire d'un vieillissement prématuré.

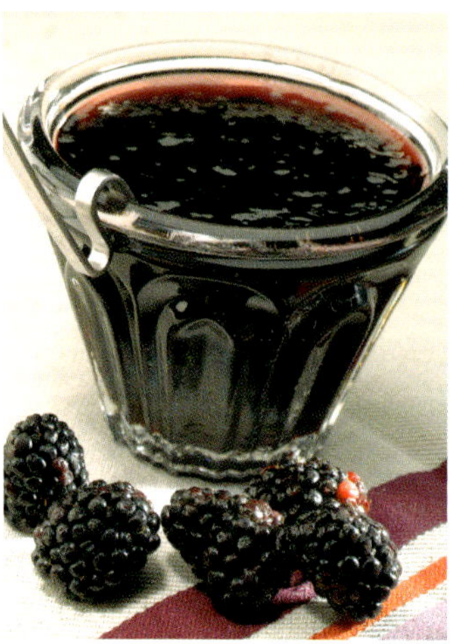

Savoureuse, la mûre est excellente pour la santé.

La mûre, pour la prévention des maladies cardio-vasculaires

Riche en vitamines, notamment en vitamine C et en minéraux (potassium, magnésium, fer), la mûre présente un apport particulièrement élevé en pigments protecteurs : impliqués dans la prévention des maladies cardio-vasculaires, ils ont un effet protecteur vis-à-vis des radicaux libres et renforcent la résistance des micro-vaisseaux. La consommation des mûres est **recommandée à tous ceux qui présentent des facteurs de risques cardio-vasculaires.** Elle est conseillée aux fatigués et aux convalescents.

La myrtille, alliée de l'intestin

La myrtille est **intéressante du point de vue vitaminique** : apport conséquent en vitamine C et en vitamine E, deux antioxydants. Elle est réputée pour son **action régulatrice au niveau intestinal.** En fait, elle présente deux effets pratiquement contraires qui s'équilibrent : riche en catéchines, des tanins qui la rendent astringente (anti-diarrhéique), elle contient aussi des fibres qui stimulent le transit intestinal. Le jus de fruit frais, moins riche en fibres, sera efficace contre la diarrhée.

La noisette, pour la santé du cœur

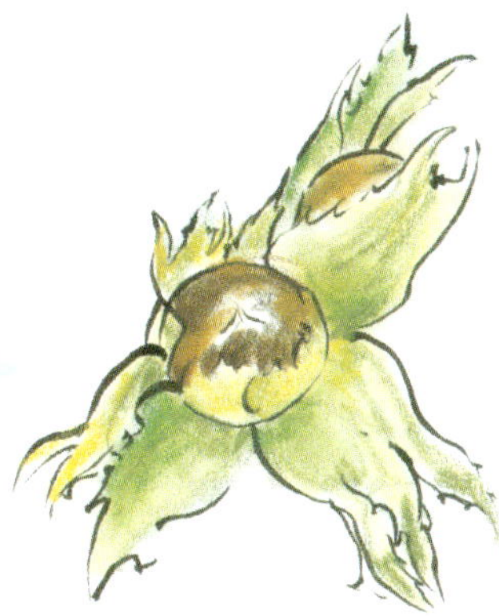

La noisette, riche en vitamine E, lipides sous forme d'acides gras monoinsaturés, magnésium et fibres, est un excellent complément nutritionnel pour la santé du cœur et des vaisseaux. Elle contient une **grande variété de vitamines du groupe B** qui interviennent dans des processus essentiels (bon état des tissus digestifs et nerveux, formation des globules rouges, entretien de la peau, des cheveux, etc.).

La noix : teneur en minéraux exceptionnelle

La noix fraîche joue un rôle de premier ordre dans la prévention des maladies cardio-vasculaires. Elle **favorise la diminution du taux de cholestérol** grâce à sa richesse en acides gras polyinsaturés, effet renforcé par la présence de fibres. Sa concentration en minéraux est exceptionnelle et son apport en vitamines E et B6 particulièrement intéressant.

La noix de coco : richesse en fer

La noix de coco est riche en fer, potassium, magnésium, calcium et phosphore.

Son « lait », excellent pour la peau, est **vermifuge.** Pendant la Seconde Guerre mondiale, en Extrême-Orient, il fut utilisé dans la jungle comme sérum physiologique. La pulpe, rafraîchissante, **aide à la digestion.**

La pastèque

Très digeste, elle convient aux personnes à l'intestin fragile, car sa teneur en fibres est peu élevée.

L'orange, fruit des fumeurs

Sa richesse en calcium, potassium et magnésium en fait un **fruit particulièrement reminéralisant.** Il apporte **beaucoup de vitamine C** (53 mg aux 100 g) dont l'effet antioxydant est renforcé par la présence de citroflavonoïdes, pigments qui neutralisent les radicaux libres. Les fumeurs et citadins qui vivent dans une atmosphère polluée ont intérêt à consommer régulièrement ce fruit. Sa vitamine C permet une meilleure absorption du calcium.

La pêche dès le plus jeune âge

D'apport énergétique modéré, la pêche présente des **apports nutritionnels bien diversifiés** (vitamine C, caroténoïdes, minéraux, oligo-éléments, etc.). Ses fibres douces sont bien tolérées et permettent une consommation dès le plus jeune âge. La pêche contient du sélénium en quantité plus élevée que dans la plupart des autres fruits frais et apporte du potassium et des glucides lents, indispensables à l'activité physique.

Une délicieuse friandise

Renversez l'enveloppe du physalis sur la tige et trempez le fruit dans du caramel ou du chocolat fondu.

Le physalis, source de vitamine C

Ce fruit à la saveur acidulée est plus riche en vitamine C que l'orange. Plus le fruit est mûr, plus forte est la **concentration en bétacarotène.** Dégustez-le nature, en apéritif ou en dessert. Il apporte un goût exquis aux gâteaux, tartes ou clafoutis. Il accompagne délicatement poissons, volailles, et toutes les viandes blanches.

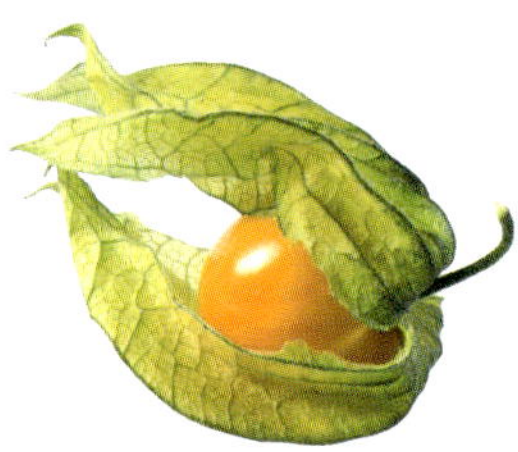

Photo p. 45 :
Délice de l'été, la pêche peut être consommée même par les bébés.

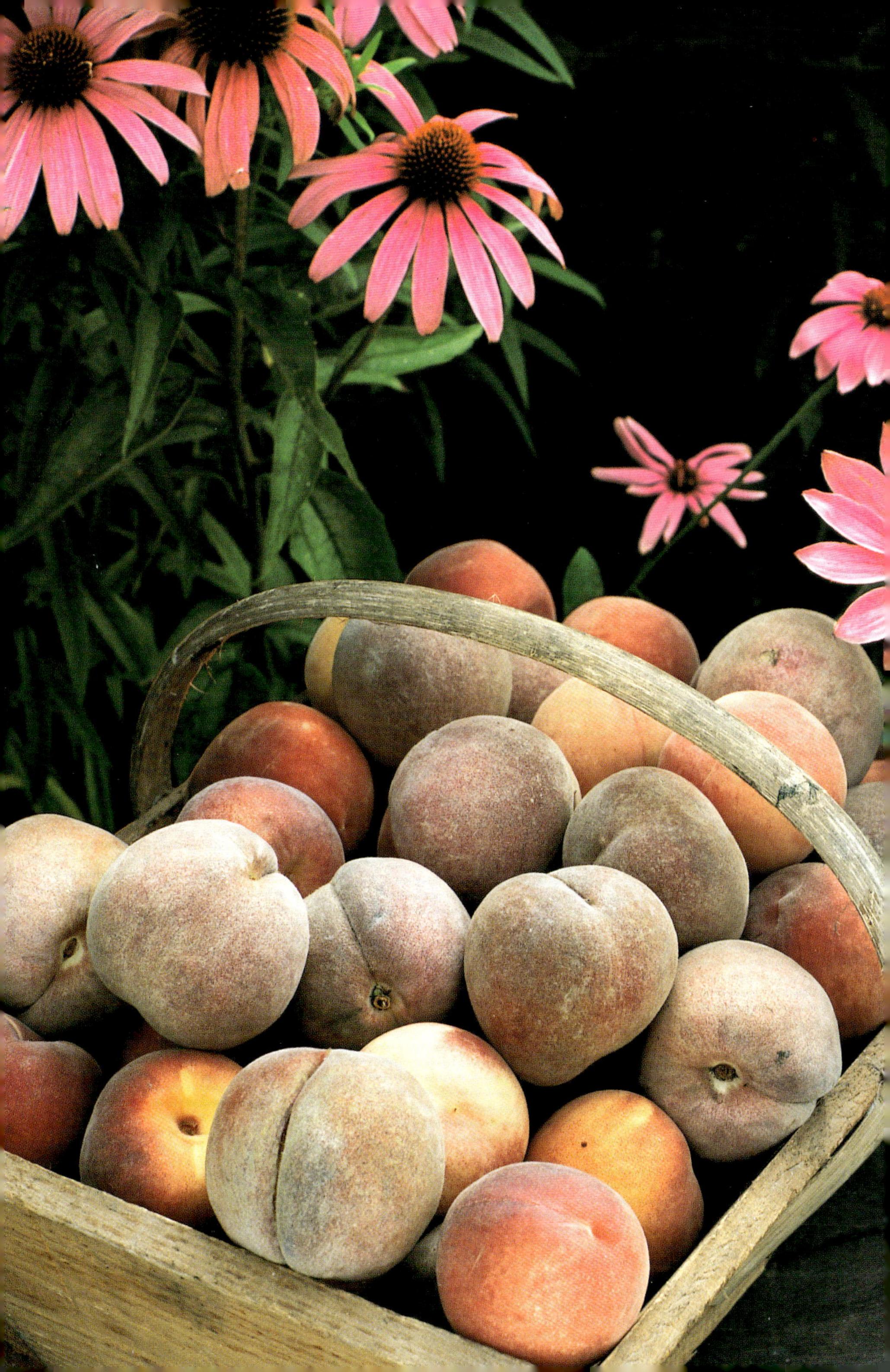

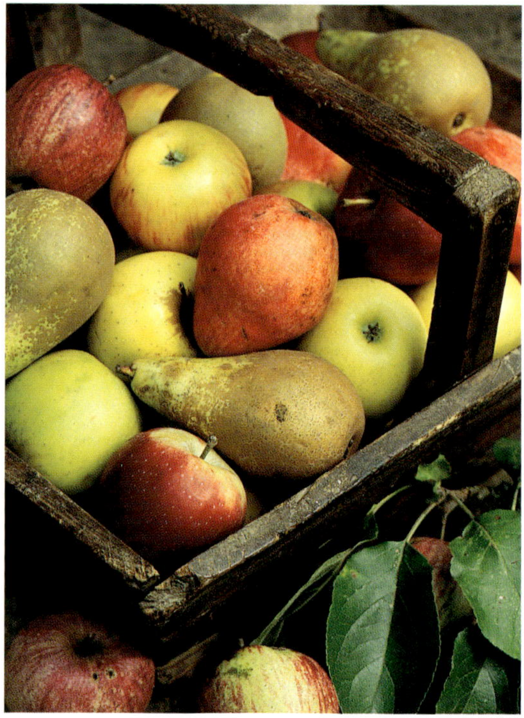

Rafraîchissante, la poire contient de nombreux minéraux.

La poire, source de potassium

Rafraîchissante et juteuse, la poire présente un **large éventail de composants nutritionnels** variés dissous dans son eau de constitution : nombreux minéraux et oligo-éléments (dont 130 mg de potassium pour 100 g et 10 mg de phosphore), fibres abondantes et vitamines (C, B, carotène) en petites quantités.

Le pomelo ouvre l'appétit

On apprécie ses qualités apéritives (liées à sa saveur acidulée et légèrement amère) et sa **légèreté énergétique** (il ne fournit pas plus que 42 kcalories aux 100 g). Sa **richesse en vitamine C** (44 mg aux 100 g) le rend particulièrement **intéressant dans les périodes de fatigue ou de stress** (la vitamine C renforce la résistance de l'organisme). Ses autres qualités diététiques sont des apports bien diversifiés en minéraux et en oligo-éléments ainsi qu'une très bonne tolérance.

La pomme, indispensable pour la santé

Mangez des pommes ! Symbole de vie, la pomme favorise l'élimination des toxines, calme la faim, aide à la digestion, a des propriétés toniques, fébrifuges, fortifiantes. Consommée régulièrement car elle est disponible toute l'année, elle contribue à compléter nos besoins en minéraux et vitamines dont la concentration est plus variée qu'élevée. Trois pommes par jour ont un **effet bénéfique sur la cholestérolémie.** Par ailleurs, ce fruit **stabilise la glycémie**, ce qui contribue à une protection à long terme du système vasculaire.

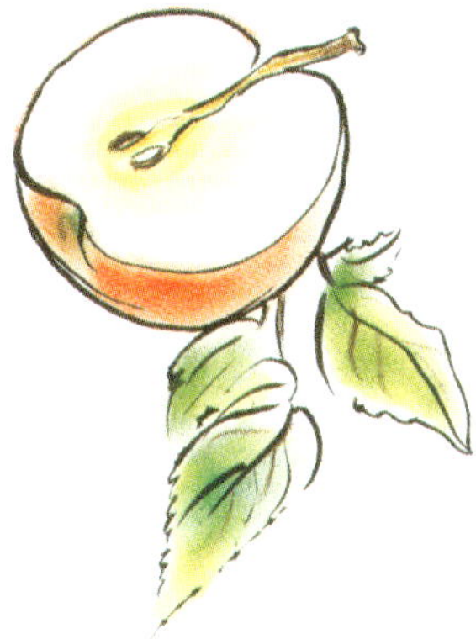

La prune, pour le transit

Bien pourvue en potassium et en eau mais pratiquement dépourvue de sodium, la prune est **hydratante et diurétique.** La présence élevée des fibres, dont l'action est renforcée par le sorbitol et la diphénylisatine, donne à la prune son **effet laxatif** bien connu.

Les glucides de la prune sont **assimilés de façon progressive par l'organisme**, d'où l'intérêt de ce fruit au cours d'une activité sportive prolongée. Leur richesse en acides organiques permet par ailleurs de neutraliser l'excès d'acidité du sang provoqué par l'effort physique.

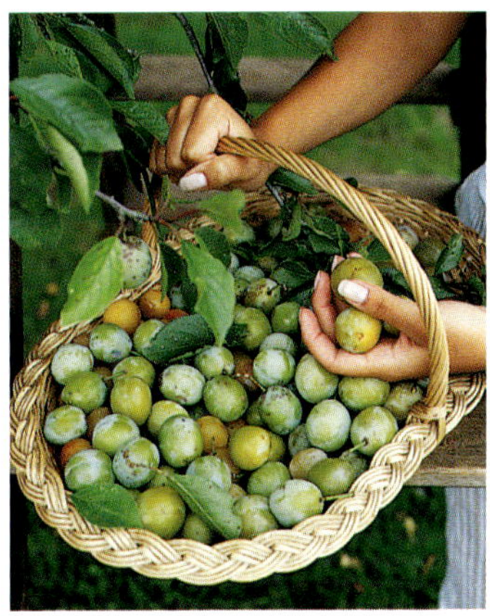

La prune est idéale pour les efforts physiques prolongés.

Le raisin, fruit du tonus

Le raisin est le fruit de l'énergie. Ses sucres d'assimilation rapide (fructose et glucose) sont accompagnés de minéraux variés (notamment potassium, 250 mg pour 100 g), vitamines et substances protectrices (pigments et flavonoïdes). Le potassium favorise la fonction diurétique et les fibres présentes dans la peau et les pépins, le transit intestinal. En cas d'intestin délicat, choisissez une variété de raisin à peau fine avec peu de pépins.

Les bienfaits du potager

L'ail, contre les virus

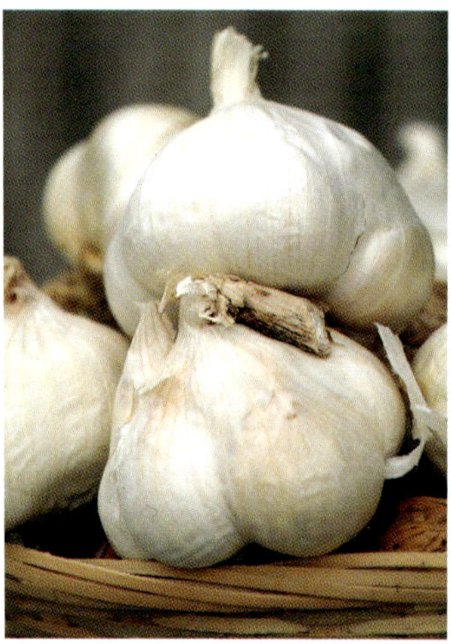

Très anciennement cultivé, l'ail est un trésor de santé.

L'ail est particulièrement bénéfique. Les substances soufrées qu'il contient sont dotées de propriétés préventives vis-à-vis des cancers et des maladies cardio-vasculaires. Fluidifiant et anti-agrégant, il **favorise la diminution du taux de cholestérol** et présente un pouvoir anti-oxydant marqué.

L'ail est indiqué contre les épidémies virales. Il agit sur certaines bactéries nuisibles pour la flore intestinale en cas de diarrhées, dysenterie. C'est un **excellent dépuratif sanguin** bénéfique en cas d'hypertension, artériosclérose, œdèmes des jambes. Il soulage les troubles circulatoires (varices, hémorroïdes, crises de tachycardie) et se révèle utile contre l'arthrite, rhumatismes, goutte, lithiase urinaire. Il combat les parasites intestinaux (ver solitaire, ascaris, oxyures). Sa consommation régulière est donc à favoriser le plus souvent possible.

Attention : l'ail peut avoir des interactions avec les anticoagulants. Ne prenez pas d'ail en cas d'inflammation des voies respiratoires ou intestinales.

*Photo p. 49 :
Il est indispensable de consommer plusieurs légumes par jour.*

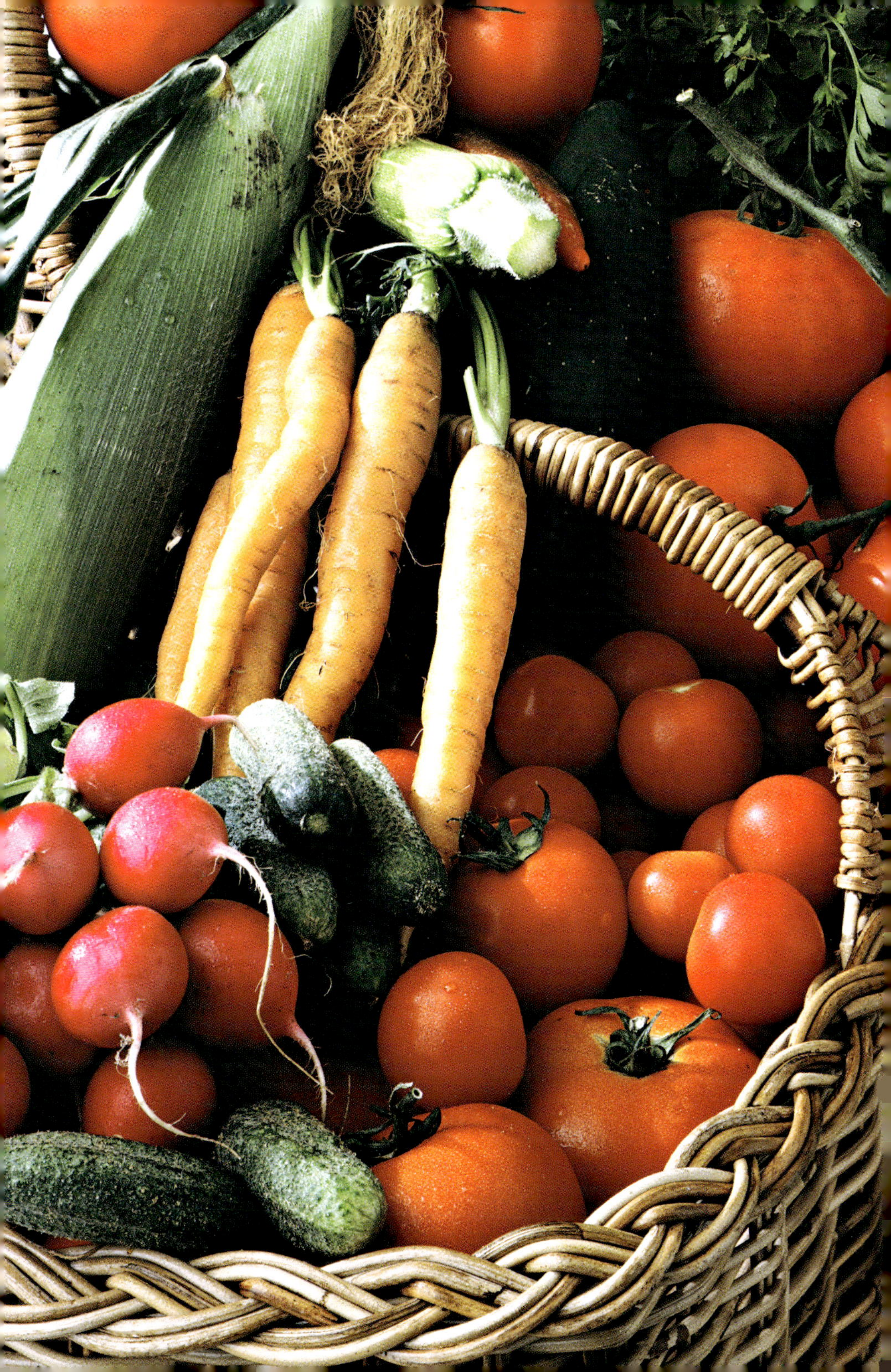

L'asperge apporte des minéraux

Légère et digeste, l'asperge, lorsqu'elle n'est pas trop cuite, participe efficacement au **drainage du foie et des reins.** Elle **purifie le sang et reminéralise.** Elle contient des vitamines A, B1, B2, B5, B6, C, PP ainsi que du calcium, du cobalt, du fer, de l'iode, du manganèse et du phosphore. L'asperge a des propriétés apéritives, calmantes, diurétiques, laxatives, sédatives.

L'artichaut, ami du foie

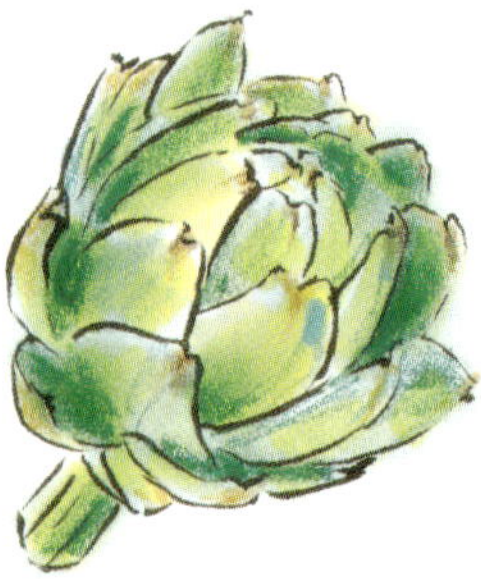

Avant d'être un mets raffiné, l'artichaut fut longtemps considéré comme un médicament. Il est l'**ami du foie et de la vésicule biliaire.** Il se caractérise par une haute densité minérale et des apports intéressants en potassium, manganèse, fer, calcium, cuivre, magnésium. Il favorise le bon fonctionnement intestinal et l'élimination urinaire et peut aussi jouer un rôle bénéfique sur le fonctionnement hépato-biliaire, du fait de la présence de cynarine. L'artichaut n'est pas conseillé aux femmes qui allaitent, du fait de son action inhibitrice sur la sécrétion lactée.

À consommer sans attendre !
Une fois cuit, l'artichaut développe rapidement des toxines dangereuses pour l'organisme.

L'aubergine, riche en potassium

L'aubergine renforce utilement l'apport alimentaire en minéraux (potassium : 240 mg/100 g, phosphore, magnésium, calcium), en différents oligoéléments (fer, zinc, cuivre, manganèse, nickel, iode) et en vitamines (vitamine C : 5 mg/100 g, vitamines B, vitamine E et provitamine A). Ses fibres sont efficaces **contre la paresse intestinale** et bien tolérées car composées en majeure partie de pectines. Cuisinée avec peu de matière grasse (voire cuite à la vapeur ou à l'étuvée avant d'être éventuellement réduite en purée), l'aubergine est très digeste.

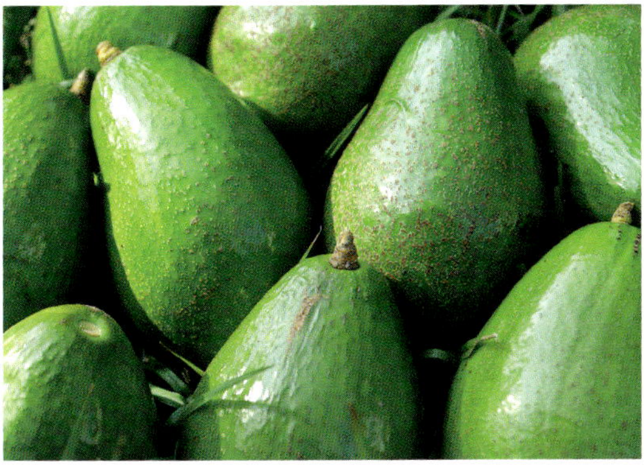

L'avocat plaide pour une bonne santé cardio-vasculaire.

L'avocat, pour la santé cardio-vasculaire

L'avocat est une **excellente source d'acides gras insaturés,** bénéfiques pour la santé cardio-vasculaire. Sa teneur originale en lipides et en énergie est bien supérieure à la moyenne des fruits et des légumes frais. Il offre un bon éventail de vitamines où le carotène et la vitamine E prédominent. Côté minéral, il présente un excellent apport en potassium, associé à une faible teneur en sodium.

Avocat et citron

Un jus de citron sur l'avocat permet de mieux digérer sa chair riche en lipides, c'est-à-dire en graisses.

La bette, un légume complet

Dans les feuilles des bettes, on trouve des vitamines antioxydantes (C et carotène), de l'acide folique antianémique, des pigments (dont de la chlorophylle). Les côtes fournissent des **fibres efficaces pour le transit intestinal.** Sont présents aussi minéraux et oligo-éléments : teneur élevée en potassium (375 mg aux 100 g), en calcium (100 mg), en magnésium (75 mg) et en phosphore (40 mg).

La betterave rouge, légume de santé

La betterave fournit **un bon apport de minéraux et d'oligo-éléments** (potassium : 336 mg aux 100 g, magnésium : 25 g, sodium : 58 g). Son apport vitaminique est plus restreint, sauf en vitamine B9 (0,08 mg) dont elle est très bien pourvue.

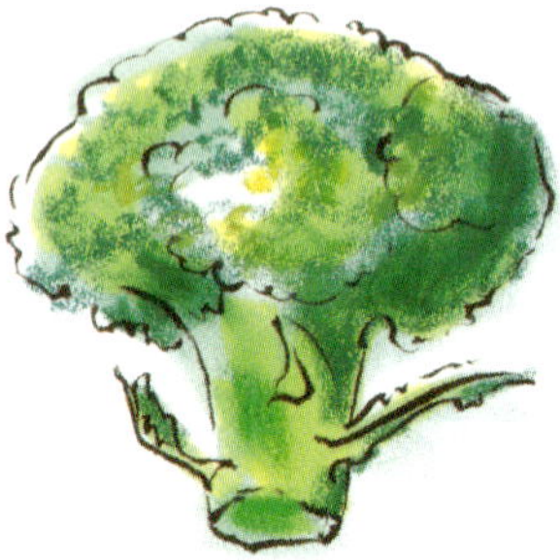

Le brocoli, recommandé par les nutritionnistes

Le brocoli, concentré en vitamines et minéraux, facilite la couverture des besoins nutritionnels, en particulier dans certaines situations comme la croissance (calcium : 93 mg aux 100 g, provitamine A), la grossesse (provitamine A, vitamine B9, fer), le tabagisme (vitamines antioxydantes et composés soufrés).

D'apport énergétique faible, il représente une **source de micronutriments particulièrement intéressante.** C'est un des légumes les plus riches en vitamine C (115 mg aux 100 g dans le brocoli cru et encore 35 à 90 mg après cuisson).

La carotte, bonne pour le cholestérol

Les carottes sont les amies du foie, rééquilibrent le transit intestinal et **font diminuer le taux de cholestérol.** Elles sont riches en carotène qui protège nos cellules du vieillissement et de certaines pathologies dégénératives.

Cette richesse en carotènes protecteurs et en fibres leur donne des vertus protectrices vis-à-vis de certains cancers (notamment du poumon).

Conseillé aux sportifs

Après un entraînement ou une compétition, croquer du céleri-branche permet de se recharger en sodium.

Le céleri-branche, riche en sodium

Le céleri-branche se distingue par sa **teneur élevée en minéraux** et en particulier en sodium (110 mg/100 g). Il sera donc consommé modérément par les personnes suivant un régime sans sel.

Le céleri-rave, fibres et minéraux

Ce légume a peu de calories mais est un intéressant cocktail de fibres, de minéraux (dont 320 mg de potassium pour 100 g, 100 mg de sodium pour 100 g) et d'oligo-éléments.

Le champignon cultivé : le plein de vitamines B

C'est le légume le plus riche – et de loin – en vitamines du groupe B (vitamines souvent déficitaires dans l'alimentation moderne) : une portion de 100 g de champignons de couche fournit des **quantités significatives (10 à 35 % du total quotidien recommandé) de vitamines B1, B3 et B5**, vitamines importantes pour l'équilibre nerveux, le fonctionnement musculaire et le bon état de la peau. Relativement bien pourvu en protéines, il est très riche en nombreux minéraux et oligo-éléments (en particulier en phosphore, fer et sélénium).

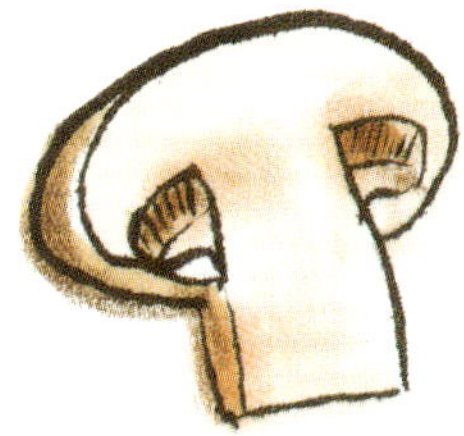

Le chou, rien ne lui résiste !

Peu calorique mais riche en micronutriments, le chou est un légume de densité nutritionnelle très intéressante. La présence en quantité importante de composants spécifiques riches en soufre fait par ailleurs du chou un légume de prévention vis-à-vis du cancer.

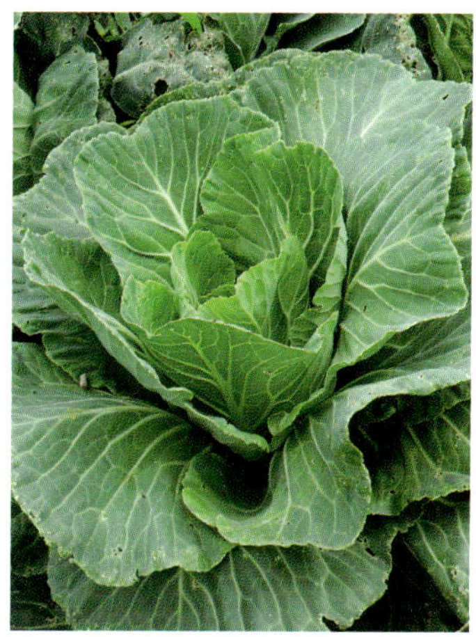

Le chou était autrefois surnommé « le médecin des pauvres ».

Le chou-fleur, allié de notre santé

Le chou-fleur associe **légèreté et richesse en micronutriments.** Ses fibres douces, pectines et hémicellulose, contribuent par ailleurs à l'équilibre du transit. La consommation régulière du chou-fleur s'inscrit parfaitement dans les conseils de prévention de certains cancers. La présence d'antioxydants

– vitamines C (60 mg/100 g), E, et zinc essentiellement – et de substances protectrices – indols – fait du chou-fleur un précieux allié pour notre santé.

Le concombre, reminéralisant

La densité minérale du concombre est exceptionnelle puisque, rapportée aux 100 Kcal, elle atteint 6 g. Le concombre est donc un **légume reminéralisant mais sans excès calorique.** La consommation régulière de concombre permet de modérer l'apport énergétique tout en préservant un bon apport minéral, en particulier en fer (anti-anémique), en calcium et en magnésium (système neuro-musculaire et os).

La courgette, pour les régimes minceur

Légume basique des régimes minceur, la courgette, intéressante pour son faible apport énergétique, renforce l'apport minéral des menus en potassium (230 mg/100 g), calcium (19 mg) et magnésium

Faites cuire de préférence les courgettes à la vapeur ou au four.

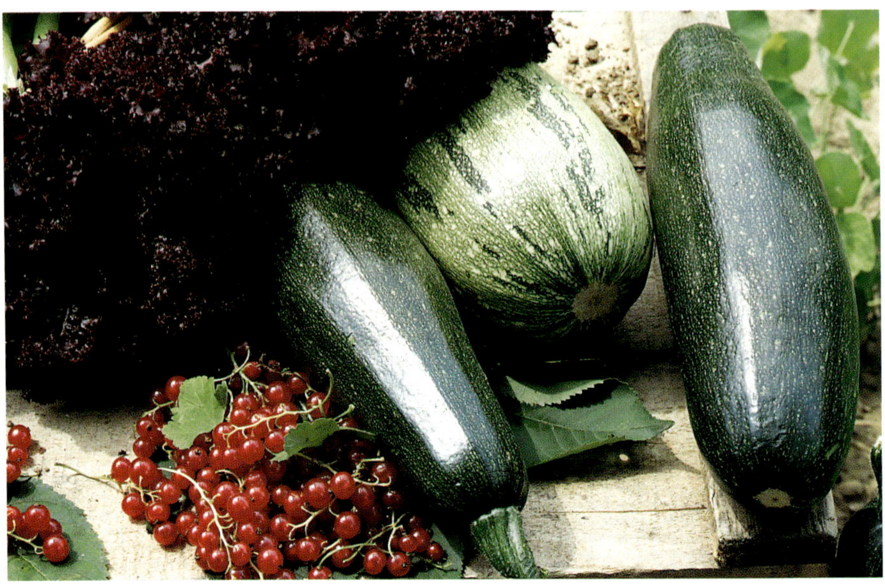

(23 mg). La densité minérale de la courgette étant élevée, **on veillera à limiter ses pertes lors de la cuisson** : la cuisson à l'étouffée ou au four concentre les minéraux (aucune perte), la cuisson à l'eau en favorise la dissolution dans le liquide de cuisson, avec la cuisson vapeur, les pertes existent mais elles sont négligeables. Si les courgettes sont frites ou sautées, elles gardent leurs minéraux mais se chargent en lipides.

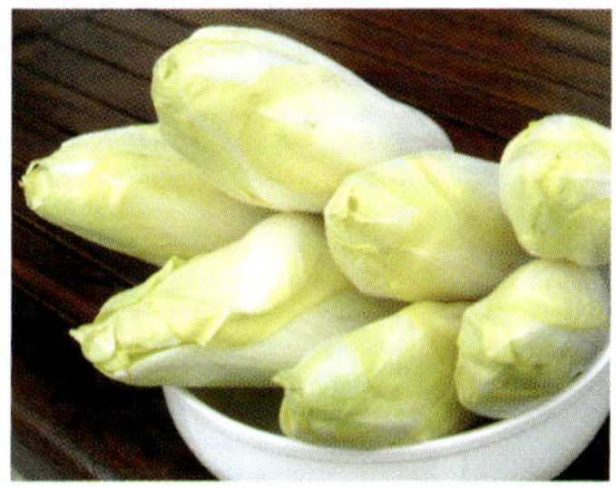

Riche en eau et pauvre en sodium, l'endive a un effet diurétique.

L'endive favorise l'élimination

Ses effets diurétiques s'expliquent par sa richesse en eau et en potassium, associée à un faible apport de sodium. L'endive est donc le **légume idéal à consommer après les excès de table** ! Ses fibres douces et sa très légère amertume ont un effet stimulant au niveau digestif. L'endive a également des constituants protecteurs : sélénium qui peut ralentir le vieillissement de nos cellules, acide folique (vitamine B9) qui est un antianémique indispensable à la constitution des globules blancs et rouges.

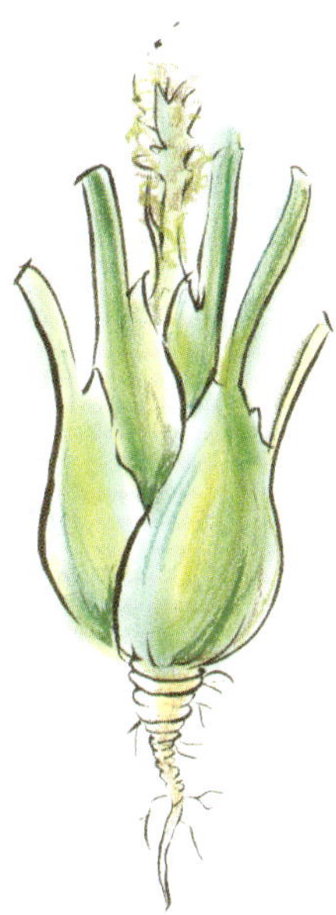

Le fenouil prévient certaines maladies

Le fenouil figure **parmi les légumes les plus riches en acide folique**, carotène (3,7 mg aux 100 g), vitamines C (52 mg) et E (6 mg). Œuvrant en synergie, ces « substances de sécurité » favorisent la prévention des maladies cardio-vasculaires et de certains cancers.

L'épinard est antianémique

L'épinard est très bien **pourvu en vitamines antioxydantes** utiles pour ralentir le vieillissement cellulaire : provitamine A, vitamines C (50 mg pour 100 g) et E. Il est très riche en acide folique (appelée aussi vitamine B9, antianémique) très présent dans les légumes-feuilles. Les minéraux comme le fer (4 mg pour 100 g), le calcium (130 mg) et le magnésium (58 mg) sont également présents.

Attention à l'épinard !
Comme il contient de l'acide oxalique, il est à déconseiller aux personnes sujettes aux calculs rénaux.

Le haricot vert, riche en calcium

D'apport énergétique modéré, le haricot vert a **un profil minéral intéressant** : riche en potassium (243 mg aux 100 g), il apporte aussi du calcium (56 mg), du soufre, du fer en quantité élevée. Les carotènes et la vitamine B9 complètent parfaitement ces apports. Un filet de jus de citron frais améliore la biodisponibilité de son calcium.

Le haricot en grain, parfait pour les diabétiques

Il présente des atouts nutritionnels spécifiques : riche en amidon et en protéines, il apporte également des fibres et des minéraux en quantité élevée. L'énergie qu'il renferme est distribuée très pro-

Ne vous privez surtout pas des bienfaits des haricots verts.

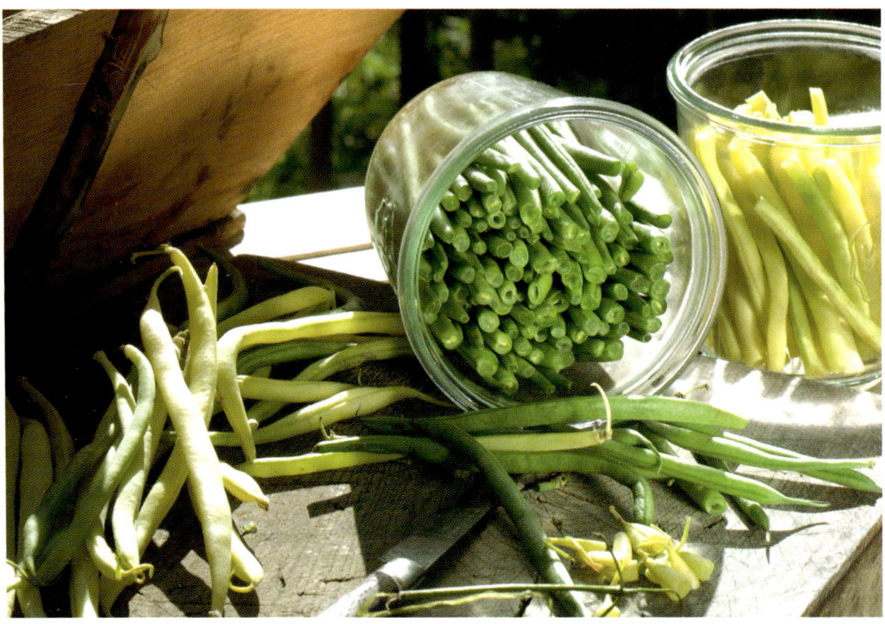

gressivement aux tissus. Le haricot est donc **particulièrement indiqué aux diabétiques** (meilleur contrôle de la glycémie) et aux sportifs (distribution de l'énergie sur une plus longue période). Pour une meilleure tolérance digestive, consommez-le cuit à point.

La mâche prépare au sommeil

La mâche est rafraîchissante, adoucissante, revitalisante et draine l'intestin. Le soir, elle prépare au sommeil. Elle rassemble **la plupart des micronutriments indispensables au cours d'une grossesse** : vitamines C, B9 et fer (antianémie), provitamine A (croissance), calcium (développement du squelette). Les carotènes abondants dans la mâche ont une action antioxydante ; ils protègent les membranes cellulaires du vieillissement et limitent les risques de pathologies majeures (cardio-vasculaires, cancers).

Le melon, rafraîchissant et vitaminé !

Ce fruit qui pousse sur une liane rampante est apprécié pour sa saveur exquise et sa fraîcheur. Riche en sucre, en vitamines A, B, C, PP, en calcium, en fer et en phosphore, il est diurétique, mais peut se monter également laxatif si l'on en consomme trop. **Le jus constitue une excellente boisson dépurative** surtout s'il est mélangé avec un peu de jus de framboise.

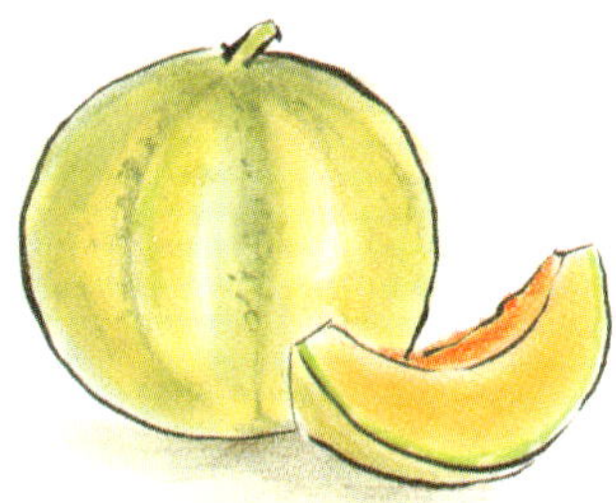

Le navet, pour la prévention des cancers

Largement pourvu en vitamines, notamment en vitamine C (20 mg aux 100 g), **riche en oligo-éléments variés et en minéraux**, il fournit aussi un

Pour bien tolérer les navets
Choisissez-les jeunes, faites-les d'abord blanchir et consommez-en régulièrement, mais par portion modérée.

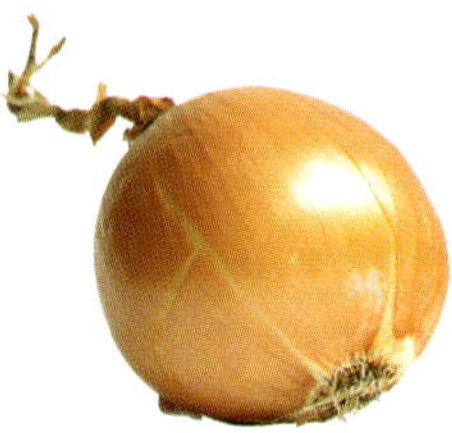

Pour prévenir les maux de l'hiver, mangez des oignons !

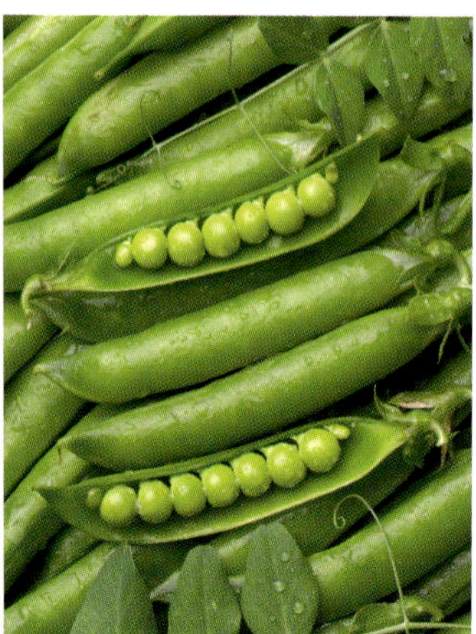

Lors de la cuisson des petits pois, ajoutez une pincée de sucre : ils n'en seront que meilleurs !

complément utile en fibres. Il fait partie, comme le chou qui est de la même famille, des légumes utiles dans la prévention des cancers grâce à ses substances soufrées.

L'oignon lutte contre les microbes

L'oignon a une **composition originale** et on y trouve **des éléments bien synergiques entre eux** : sélénium (assez rare dans les aliments), soufre (50 mg pour 100 g), calcium, vitamine C, etc. Ses composés donnent à l'oignon des propriétés diurétiques et antimicrobiennes. Consommé régulièrement, ou en alternance avec ail et échalote, de composition proche, il participe à la prévention des problèmes de circulation sanguine.
De fines lamelles d'oignons dans une salade de légumes secs (lentilles, haricots, etc.) sont une arme anticonstipation naturelle.

Le petit pois nettoie l'intestin

Riches en vitamines A, B, C, en potassium, calcium, soufre, fer, phosphore, magnésium, **les petits pois nettoient l'intestin grâce à la cellulose qu'ils contiennent.** On les déconseille aux rhumatisants et obèses, les diabétiques n'ont droit qu'aux pois frais. Ils se digèrent bien s'ils sont écossés au dernier moment et bouillis 10 à 20 minutes.

Le pissenlit, excellent pour la santé

Le pissenlit est **particulièrement concentré en micronutriments.** Même consommée occasionnellement, cette salade reste intéressante pour son apport en vitamine C, en carotène et en vitamine E : des antioxydants qui préservent nos cellules des radicaux libres. Sa teneur en minéraux n'est pas en reste : fer (3,1 mg aux 100 g), magnésium (36 g) et calcium (165 mg) sont présents à des concentrations supérieures à celles des autres légumes.

Le poireau, fibres et vitamines

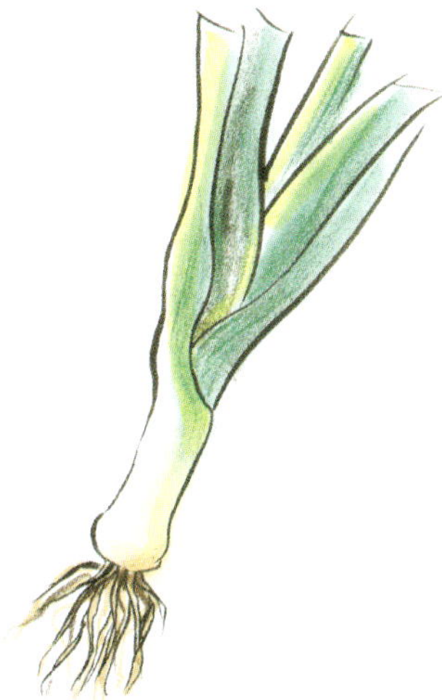

Le poireau est un légume particulièrement adapté aux régimes amincissants. Peu énergétique, il est bien pourvu en fibres, favorisant la lutte contre la constipation et améliorant la satiété. Son effet diurétique léger **permet un drainage naturel de l'organisme**. Source de composés soufrés protecteurs, il peut participer à la prévention de certains cancers. Si l'on veut bénéficier de la totalité des atouts diététiques du poireau, **il faut le consommer en entier** : le blanc contient davantage de fibres très bien tolérées, le vert est plus riche en vitamines.

Le pois cassé, pour retrouver des forces

Le pois cassé est un pois mûr qui perd peu à peu sa vitamine C en séchant. Sa teneur en eau, en sucre, en cholestérol diminue, mais il conserve les autres composants. C'est **un aliment extrêmement nourrissant** pour les anémiés et ceux qui fournissent de grands efforts. 200 g de pois cassés cuits apportent 230 calories et 16 mg de protéines. Riches en vitamines B, les pois cassés sont utiles au fonctionnement du système nerveux.

Le pois chiche, source de fer

À part le fait d'appartenir à la même famille des légumineuses, il n'y a rien de commun entre le petit pois et le pois chiche. Celui-ci est une plante herbacée très cultivée autour de la Méditerranée mais aussi en Inde. On les sème au printemps, en plein soleil, en sol même calcaire. 100 g de pois chiches apportent 358 calories et 20 mg de protéines. **Riche en calcium, fer, vitamines A, B et C**, il contient plus de vitamine C et plus du double de fer que la plupart des légumes secs.

Le poivron, le plus riche en vitamine C

Très riche en carotène ainsi qu'en vitamine C, le poivron offre aussi du phosphore, du fer, des vitamines P. **Il fortifie le système circulatoire**. Particulièrement pauvre en sodium, le poivron est conseillé dans le cadre d'une réduction des apports sodés.

Le poivron, un champion

Il contient 126 mg de vitamine C aux 100 g. Seuls le persil, le cresson et le cassis le dépassent.

La pomme de terre : pour les muscles et les nerfs

La pomme de terre est un aliment qui apporte un équilibre certain à notre alimentation : glucides complexes (amidon), fibres, vitamines du groupe B, magnésium, potassium et aussi un peu de fer. **Parfait pour participer au travail des muscles et utile à l'équilibre nerveux**. Mangez les petites pommes de terre primeur : elles apportent un délicieux complément de vitamine C (35 mg pour 100 g).

Le radis : effets protecteurs contre le cancer

Le radis, grâce à sa composition tout à fait spécifique, entre parfaitement dans les recommandations nutritionnelles contre le cancer. Il contient en effet **des composés soufrés dont les effets protecteurs sont reconnus**. Leur association à la vitamine C, elle aussi impliquée dans la protection cellulaire, est d'une synergie particulièrement efficace. La concentration minérale est telle (potassium : 243 mg/100 g, magnésium : 12 mg, calcium : 20 mg, etc.) que

Photo p. 61 :
À poids égal, le poivron contient deux fois plus de vitamine C qu'une orange.

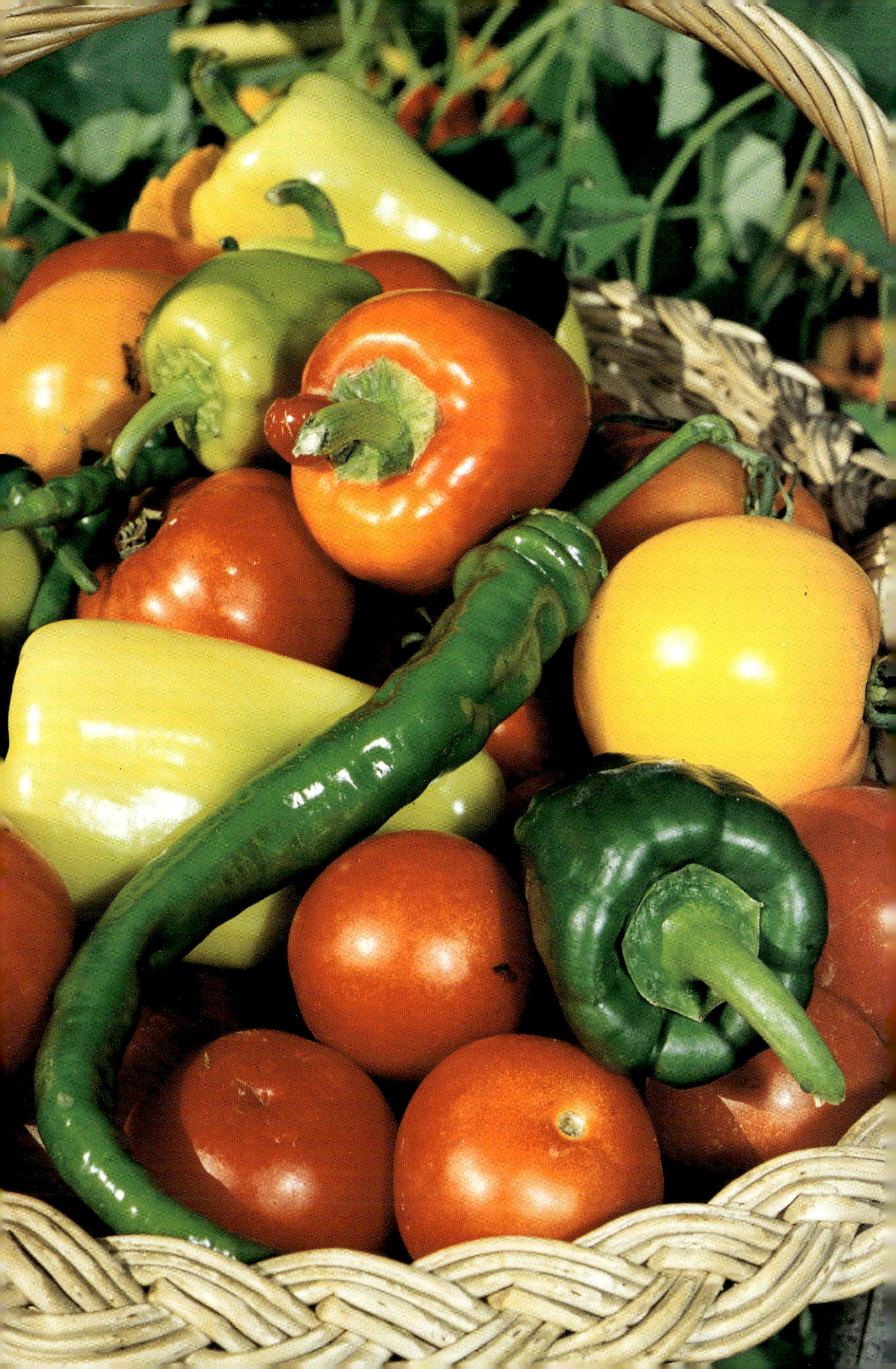

même consommés en petite quantité, les radis participent activement à la couverture des besoins en ces micronutriments.

La rhubarbe aide les intestins

Ses fibres abondantes et efficaces, surtout constituées de cellulose, stimulent le transit intestinal tandis que des acides organiques variés lui donnent une saveur acidulée originale. À cela, il faut ajouter **un bon éventail de minéraux et d'oligo-éléments** ainsi qu'un peu de vitamines (B, C et E). À cause de la présence d'acides organiques variés, la rhubarbe n'est pas recommandée à ceux qui sont sujets aux coliques néphrétiques.

Intestins fragiles

Évitez la peau et les graines des tomates qui peuvent se révéler irritantes.

La tomate, peu énergétique

Peu énergétique, mais bien pourvue en minéraux et vitamines, la tomate présente une **densité nutritionnelle particulièrement élevée.** Largement consommée en pleine saison, elle contribue surtout à la couverture de nos besoins en carotène et vitamine C.

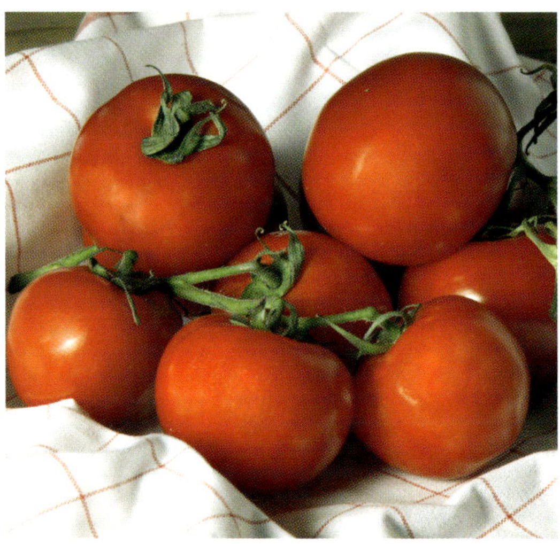

Le faible apport calorique de la tomate en fait un légume de choix pour les régimes.

Perdre quelques kilos

Pensez au son d'avoine !

Prenez l'habitude de saupoudrer vos salades, yaourts, crudités avec **une petite cuillerée de son d'avoine** qui procure une sensation rapide de satiété et capte une partie des graisses.

Une soupe chaque jour !

Comme il est pris en début de repas, **le potage coupe la faim** : on a alors tendance à moins manger. Les légumes étant de plus excellents pour la santé, alors ne vous en privez pas !

Remplacez le sucre

Dans vos salades de fruits et vos yaourts, vous pouvez **remplacer le sucre par des épices** (cannelle, gingembre râpé), des feuilles de menthe ciselées ou du jus d'orange.

Cuisinez maison !

Les produits industriels tout prêts contiennent plus de sucre, de sel et de gras. **Faire une cuisine simple avec des produits frais et savoureux** n'est pas très compliqué et vraiment meilleur pour la santé.

Prenez le temps !

La façon de manger importe beaucoup dans la prise de poids. Mangez lentement, **mastiquez bien pour mieux digérer**, mais aussi pour consommer moins : il faut du temps à l'organisme pour signaler qu'il est rassasié.

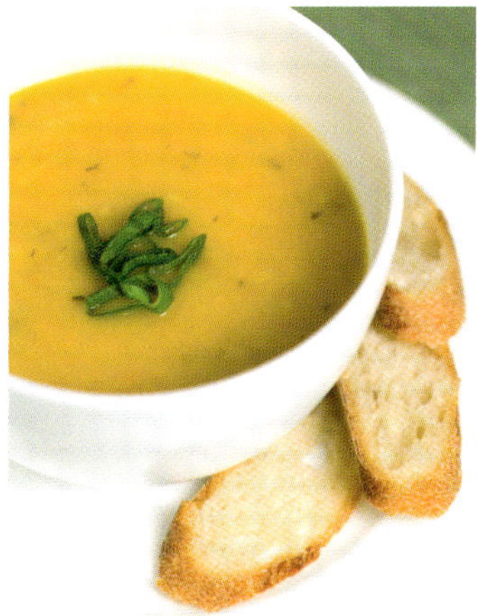

Un bon réflexe pour vos repas : une soupe qui contient vitamines et minéraux !

Une petite assiette

Plus l'assiette est grande, plus on a tendance à la remplir... Pendant quelque temps, servez-vous de vos assiettes à dessert !

La ronde des vitamines

Où trouver la vitamine A ?

▸ On la trouve dans le beurre, le fromage, l'huile de foie de morue, le lait, les fruits (abricot, melon…), les légumes (brocoli, épinard, cresson, carotte…).

▸ **Son action :** elle favorise la vision, surtout nocturne, la croissance et l'entretien des tissus osseux, protège la peau, tonifie les cheveux et joue un rôle dans la résistance aux infections.

Où trouver la vitamine B1 ?

▸ On la trouve dans la levure de bière, les germes de blé, les pâtes, les légumes, notamment les pommes de terre, les fruits, les abats, les jaunes d'œufs, le lait.

▸ **Son action :** elle favorise l'absorption du sucre par le muscle, facilite la production d'énergie et la transmission de l'influx nerveux.

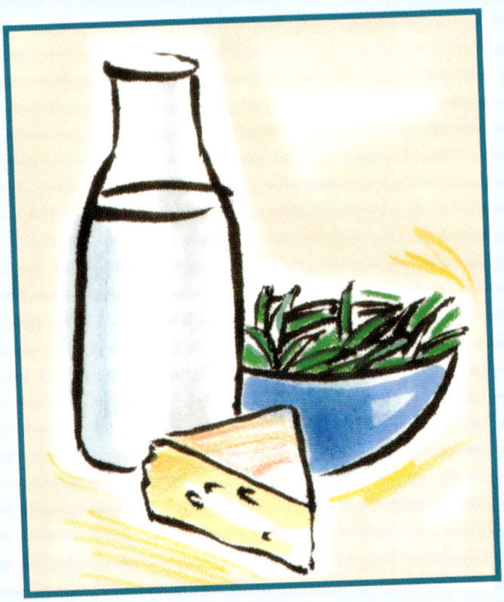

Où trouver la vitamine B2 ?

▸ On la trouve dans la levure de bière, les céréales, les abats, les œufs, le poisson, le lait, le pain complet, les épinards, les salades…

▸ **Son action :** elle favorise la croissance des tissus, une bonne utilisation de l'oxygène. Elle aide à libérer l'énergie apportée par les aliments et prévient les gerçures.

Où trouver la vitamine B3 ?

▸ On la trouve dans la levure de bière, les céréales, les abats, les dattes, les figues, les oignons, les épinards…

▸ **Son action :** elle protège la peau contre le froid et le soleil, joue un rôle important dans la production cellulaire.

Où trouver la vitamine B6 ?

▸ On la trouve dans la levure de bière, les céréales, les abats, le lait, les épinards, les laitues, les bananes…

▸ **Son action :** elle facilite le sommeil, est essentielle dans le métabolisme des protéines et le développement du fœtus, lutte contre la migraine, favorise une peau saine.

Où trouver la vitamine B8 ?

▸ On la trouve dans la levure de bière, le chocolat, les champignons, le chou-fleur, les haricots, les œufs, le lait et le fromage, la viande…

▸ **Son action :** elle favorise la croissance des cellules nerveuses et des globules rouges, entretient la bonne santé de la peau, des ongles et des poils.

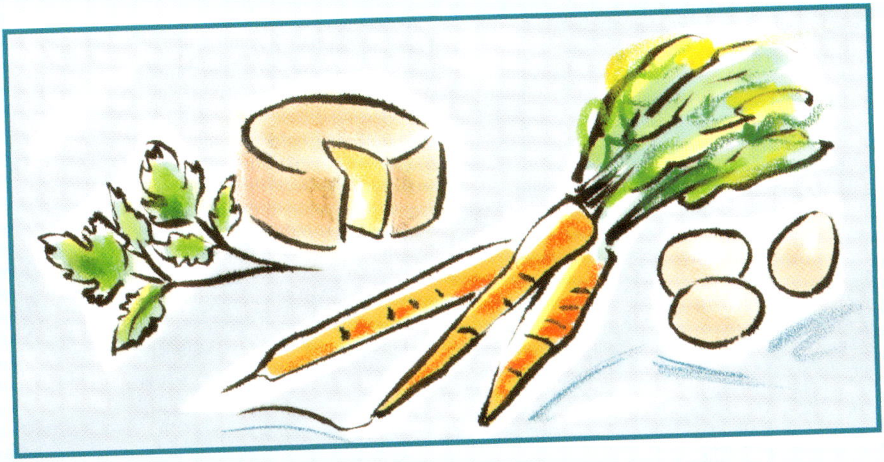

Où trouver la vitamine B9 ?

▸ On la trouve dans le cresson, les germes de blé, les œufs, les choux de Bruxelles, les asperges, les choux-fleurs, les épinards, le foie de volaille, les carottes, les haricots, le persil, le fromage…

▸ **Son action :** elle prévient les anémies, les malformations fœtales, a une action sur les globules rouges, aide le système nerveux. C'est la vitamine de la mémoire.

Où trouver la vitamine B12 ?

▸ On la trouve dans les œufs frais, le lait demi-écrémé, le poulet, le saumon, l'emmental…

▸ **Son action :** elle protège le système nerveux, joue un rôle essentiel dans la vie des globules rouges. C'est la vitamine de l'énergie intellectuelle.

Où trouver la vitamine C ?

▸ On la trouve dans les kiwis, les agrumes, le cassis, les légumes verts, les pommes, le persil, les brocolis, les poivrons…

▸ **Son action :** elle favorise la lutte contre les infections, l'asthénie (fatigue générale), le froid, le cholestérol, soutient le système nerveux, améliore l'assimilation du fer.

Où trouver la vitamine D ?

▸ On la trouve dans l'huile de foie de morue, le jaune d'œuf, le beurre, les poissons gras (saumon, sardine, maquereau), le foie, le boudin noir…

▸ **Son action :** elle favorise la coagulation, le bon fonctionnement des nerfs et des muscles, joue un rôle indispensable dans la croissance du squelette et des dents en permettant l'absorption du calcium.

Où trouver la vitamine E ?

▸ On la trouve dans les huiles végétales, les salades, les choux, les épinards, les germes de blé, les haricots secs…

▸ **Son action :** elle favorise le bon état des tissus musculaires et nerveux, a un rôle antivieillissement, aide à la fabrication des globules rouges.

Où trouver la vitamine K ?

▸ On la trouve dans les épinards, les choux, les tomates, les pommes de terre, les fraises…

▸ **Son action :** elle a un rôle antihémorragique.

Les sels de la vie

Les **oligo-éléments** (sels minéraux ou métaux) ont une fonction importante, notamment dans la **construction des tissus** et dans **l'équilibre nerveux.** On les trouve dans les aliments, mais aussi dans les eaux minérales. Une alimentation équilibrée devrait nous apporter tous les oligo-éléments dont nous avons besoin. Malheureusement, notre alimentation est souvent carencée ; de plus, les traitements chimiques, le stress ou la fatigue peuvent être à l'origine de déséquilibres induisant des troubles métaboliques.

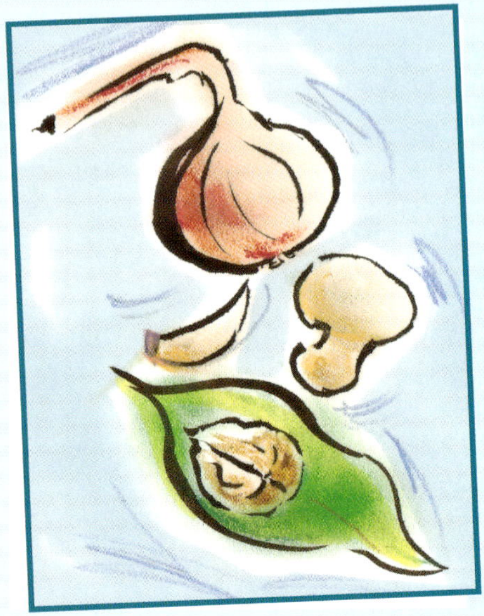

Les principaux oligo-éléments

- **Le calcium** est indispensable à la beauté des ongles et des dents. En association avec le magnésium (sous forme de shampooing), il redonne aux cheveux souplesse et vitalité.
- **Le soufre** est nécessaire aux ongles et aux cheveux et tonifie la peau.
- **Le fluor** assure de belles dents en prévenant les caries.
- **Le fer** stimule la pousse des cheveux et **l'iode** les fortifie ainsi que les ongles, la peau et les dents.
- **Le sélénium** est le gardien de la jeunesse et de l'élasticité de la peau.
- **Le silicium** est utile contre les vergetures, la fragilité des ongles, des cheveux et de la peau.
- On emploie **le zinc** contre les vergetures et la chute des cheveux et **le chlore** pour la bonne santé des dents et des cheveux.

Où les trouve-t-on ?

- **Calcium :** lait, produits laitiers, jaunes d'œufs, fruits secs, légumes, mollusques, eaux minérales (notamment Vittel, Hépar, Contrexéville…).
- **Chlore :** sel de table, olives, eau du robinet…
- **Fer :** coquillages, abats, viande, poisson…
- **Fluor :** fruits de mer, algues, eaux minérales comme la Badoit, sel fluoré…
- **Iode :** algues marines, soja, ail, crustacés, coquillages…
- **Magnésium :** épinards, lentilles, haricots blancs, bananes, noix et noisettes, carottes, bulots, bigorneaux, brocolis, céleri, cresson…
- **Sélénium :** céréales, germes de blé, oignons, ananas, ail, champignons de Paris, noix…
- **Silicium :** ail, oignon, échalote…
- **Soufre :** viande, poisson, légumes secs, oignon, ail…
- **Zinc :** huîtres, viande de cheval, pain complet, jaunes d'œufs et foie…

Soins et astuces de beauté

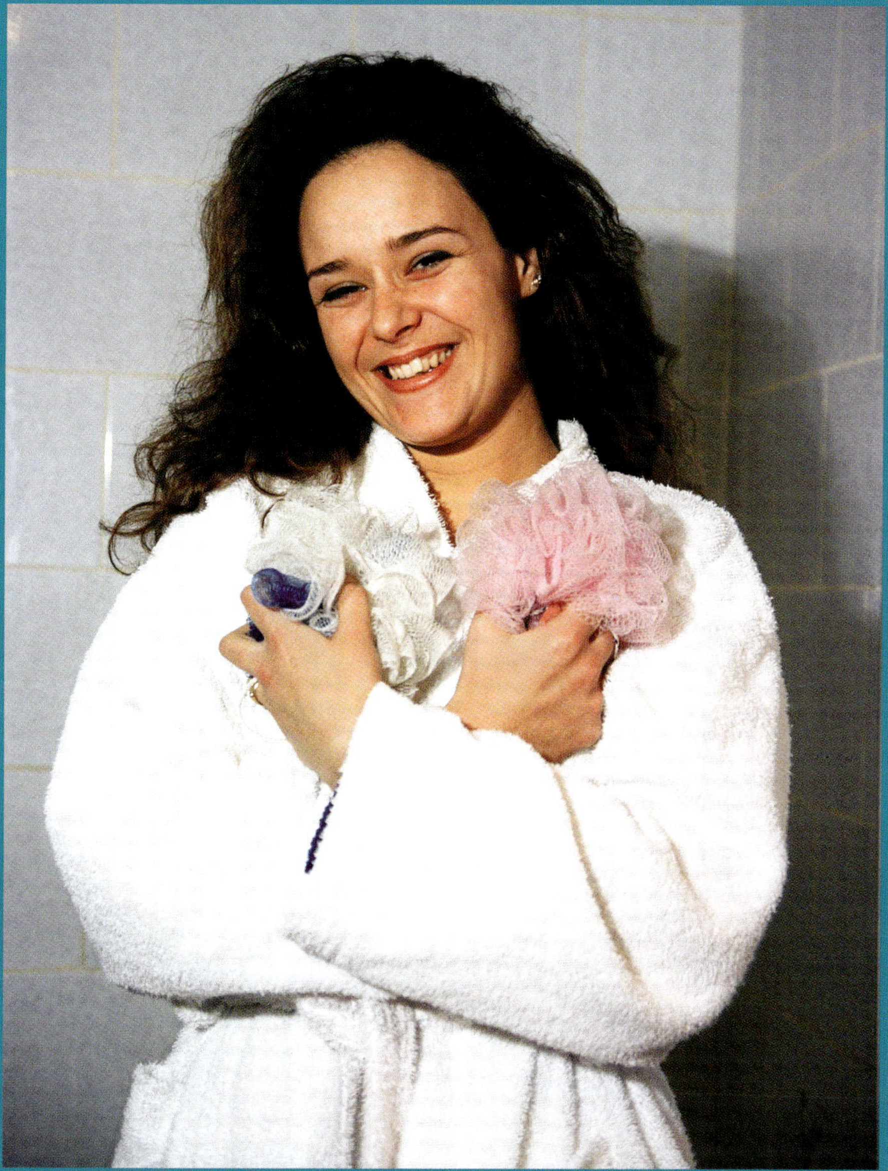

Le corps

Gommage le matin !

Le gommage, dont la friction tonique accélère la circulation du sang et favorise l'élimination des toxines, est **recommandé le matin** (et non le soir). Après le gommage, rincez avec une douche à l'eau froide.

Gommage au sel marin

La thalasso à la maison ! Préparez ce gommage exfoliant avec 1 tasse de gros sel marin et 30 ml d'huile de noyau d'abricot, riche en vitamines A et B. Mélangez ces ingrédients jusqu'à obtenir une pâte et **massez votre corps en faisant des mouvements circulaires**. Rincez bien. L'huile de noyau d'abricot, hydratante et régénérante du tissu cutané, est très efficace sur les peaux sèches et sensibles.

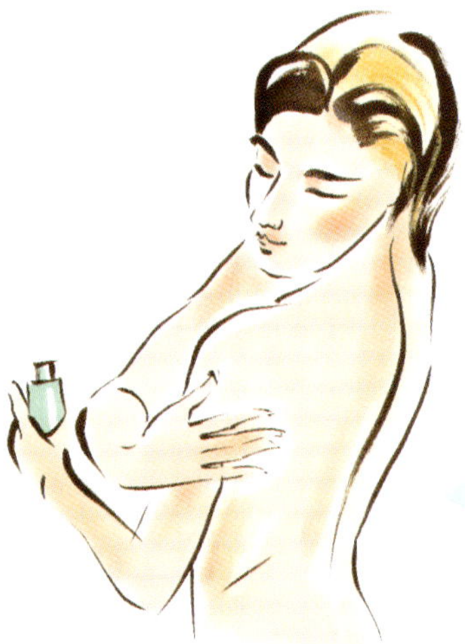

Huile de massage à la sauge et à la lavande

Cette huile **combat la fatigue et le stress** : idéal pour un massage après un bain, juste avant de se coucher ! Mélangez 3 gouttes d'huile essentielle de lavande et 3 gouttes d'huile essentielle de sauge à 100 ml d'huile de pépin de raisin.

Huile au romarin et au géranium

Pour **être en forme toute la journée**, appliquez sur votre corps, après la douche, une huile parfumée composée comme suit : 15 ml d'huile de sésame, 15 ml d'huile d'amande douce, 2 gouttes d'huile essentielle de romarin et 2 gouttes d'huile essentielle de géranium.

Les bienfaits de l'huile d'argan

De l'arganier, arbre épineux qui pousse dans la région aride du Sud-Ouest marocain, on tire l'huile d'argan, dont l'intérêt réside dans sa **richesse en vitamines E** qui en fait **une des principales huiles antioxydantes** (donc anti-vieillissement) et également dans la **présence d'insaponifiables ayant un rôle restructurant.**

L'huile d'argan, seule huile à offrir cette double action, est particulièrement conseillée pour les peaux très desséchées ou celles qui prennent de l'âge.

Lait de coco

Massez votre corps avec ce lait délicieux : mixez le lait d'une noix de coco avec 10 g d'huile d'avocat.

Crème aux huiles essentielles

Vous pouvez **personnaliser votre crème ou votre lait pour le corps.** Prenez-en une petite quantité et ajoutez-y quelques gouttes d'huile essentielle adaptée à votre peau et à votre envie du moment :

- coup de soleil : huile essentielle de lavande ;

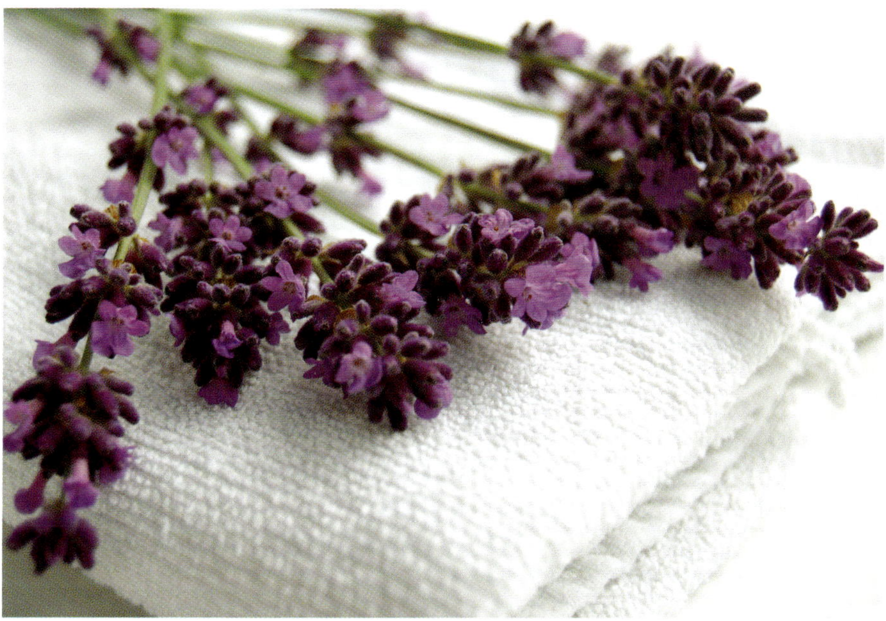

La lavande détend, apaise et soulage les coups de soleil.

- peaux sèches : huile essentielle de santal, de géranium rosat ;
- peaux grasses : huile essentielle de citron ;
- revitaliser la peau : huile essentielle de romarin, de santal ;
- assainir la peau : huile essentielle d'arbre à thé ;
- nourrir la peau : huile essentielle d'ylang-ylang.

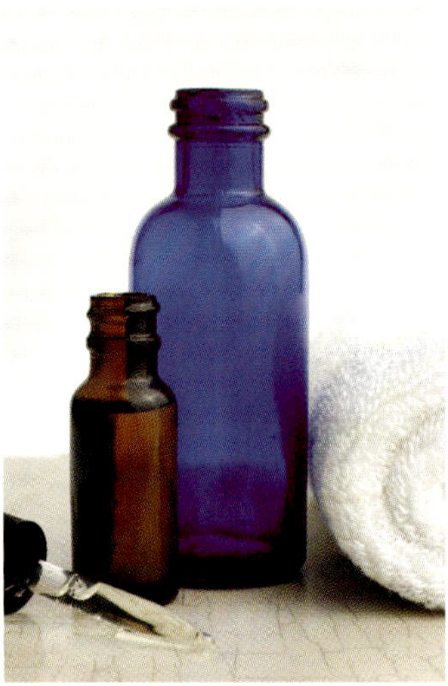

Très concentrées, les huiles essentielles doivent toujours être diluées dans une substance neutre (alcool, huile végétale, gel douche, crème...).

Crème odorante

Pour **adoucir une peau sèche**, mélangez à votre crème pour le corps (sans parfum) quelques gouttes d'huile essentielle d'orange douce. Cette huile apaisante a également des effets anti-âge sur la peau.

Quelques précautions

Les huiles essentielles sont très actives, elles doivent donc être utilisées avec précaution et toujours diluées. Elles sont **totalement déconseillées aux femmes enceintes**, à celles qui allaitent et **aux enfants de moins de 3 ans.** N'hésitez pas à demander l'avis du médecin ou du pharmacien. Fragiles et volatiles, les huiles essentielles se conservent à l'abri de l'air et de la lumière dans des flacons bien bouchés.

Attention au soleil !

Certaines huiles essentielles sont **photosensibilisantes** et peuvent provoquer des **taches de pigmentation sur la peau lors d'une exposition au soleil** ou à une forte lumière extérieure. Attendez 24 heures avant de vous exposer au soleil. Il s'agit des huiles essentielles d'**agrumes** : bergamote, citron, mandarine, orange, pamplemousse.

Évitez également de vous exposer après une application contenant de l'huile essentielle de carotte, achillée, angélique, bigaradier, fenouil, sauge, persil, verveine, néroli.

Le visage

Citron détox

Aujourd'hui, on redécouvre les **vertus du verre d'eau bu le matin avec un demi-citron pressé**, mais on sait depuis des lustres que cette habitude (si on la supporte car un peu agressive pour les intestins fragiles) éclaircit le teint.

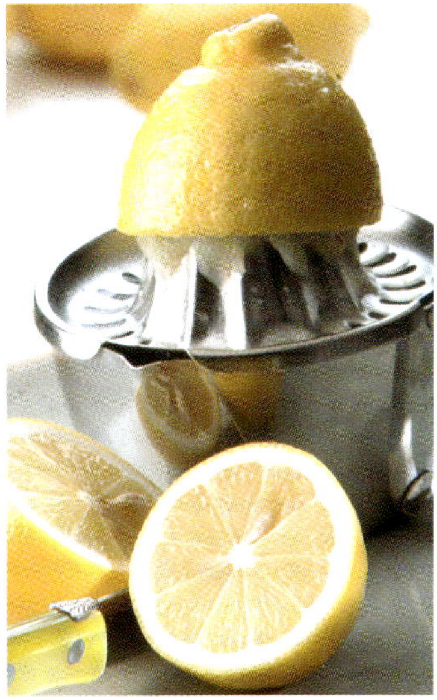

Le jus de citron opère une « remise à neuf » de votre corps au réveil.

Plus de grise mine

Pour réveiller le teint et stimuler la circulation, passez sur le front, les joues, le nez et les coins de la bouche **une petite roulette en caoutchouc hérissée de picots**, vendue dans le commerce. C'est une vraie gymnastique du visage.

Acides de fruits

Vous pouvez remplacer votre lotion tonique habituelle par des jus de fruits fraîchement pressés purs ou dilués dans un peu d'eau. Cela fera beaucoup de bien à la peau de votre visage car vous puiserez directement à la source les acides de fruits irremplaçables **pour éclaircir le teint et atténuer certaines ridules**. La pomme raffermit les tissus, le raisin tonifie, l'orange, le pamplemousse et l'ananas vivifient les peaux grasses.

Huile aromatique pour le visage

Cette huile, qui convient particulièrement aux peaux sèches et sensibles, est **active contre les effets de l'âge**. Versez dans 25 ml d'huile d'amande douce 3 gouttes d'huile essentielle de lavandin et 5 gouttes d'huile essentielle de camomille romaine. À appliquer le soir.

Peau affinée

Pour resserrer les pores de la peau, rien de tel que de se laver le visage avec du jaune d'œuf frais.

Chasser les boutons

Contre les rougeurs et les boutons de la peau, faites une infusion de feuilles de bouleau (50 g dans 1 litre d'eau bouillante). Lavez la peau et **faites des compresses** avec l'infusion de bouleau là où se trouvent rougeurs et boutons.

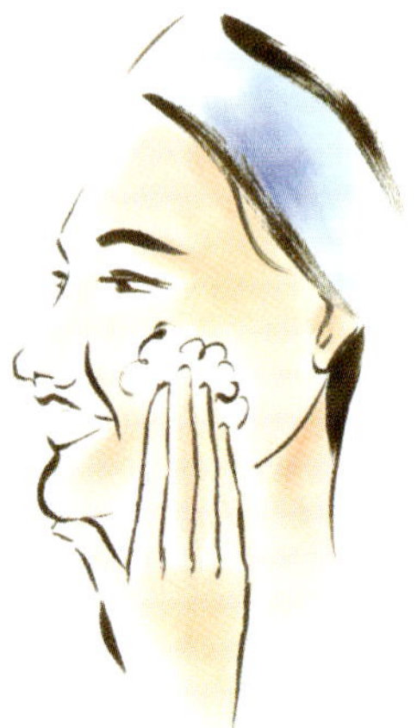

Gommage au blé

Pour un teint impeccable, faites **un gommage au blé qui vous servira pour le visage et le corps.** Mixez finement 2 cuillerées à soupe de feuilles de thym, 1 à café de romarin et 1 à café de semoule de blé. Mettez un peu d'eau tiède jusqu'à obtention d'une pâte. Gommez doucement votre peau avec cette préparation. Rincez à l'eau tiède et appliquez de l'eau de rose avec un coton.

Fumigation au romarin

Sorte de sauna facial, **les fumigations sont excellentes pour le teint.** Les peaux grasses peuvent faire une fumigation par semaine, les peaux normales et les peaux sèches une par mois, les peaux sensibles une tous les mois et demi. Les fumigations au romarin, bonnes pour tout type de peaux, sont **relaxantes et désincrustantes.**

- Dans un grand bol, versez de l'eau bouillante sur quelques pincées de romarin.
- Installez-vous confortablement et recouvrez votre visage placé au-dessus du bol par une grande serviette éponge. Restez ainsi de 10 à 15 min.

Pour les peaux grasses

Appliquez une lotion au romarin : mettez à infuser 25 g de romarin dans 25 cl d'eau douce chaude.

Fumigation au thym

Une fumigation au thym opère **un nettoyage profond et désincrustant** pour tous les types de peau. Faites bouillir 25 cl d'eau. Versez-la dans un grand bol où vous avez mis 2 cuillerées à café de thym.

Recouvrez votre visage placé au-dessus du bol par une grande serviette en éponge. Restez ainsi environ 10 minutes.

Infusion de thé

Une infusion de thé avec quelques gouttes de citron constitue une lotion astringente pour les peaux grasses.

Fumigation à la camomille

L'emploi de la camomille romaine dans les soins de beauté est aussi ancien que son emploi en herboristerie. Elle convient surtout aux peaux fragiles. **Pour avoir une peau belle et sans points noirs**, remplissez une petite bassine d'eau bouillante, ajoutez une dizaine de fleurs de camomille et penchez votre visage, recouvert d'une serviette éponge, au-dessus de cette eau. Restez ainsi environ 10 minutes.

Eau de persil

Cultivez un peu de persil dans un pot pour vous lancer dans la fabrication d'une **lotion souveraine contre les rides.** Mettez une poignée de persil (passé sous l'eau) dans un bol d'eau froide, laissez reposer toute une nuit. Appliquez l'eau de persil avec un coton sur votre visage.

Lotion aux clous de girofle

Préparez une lotion **contre les vilains petits boutons** ! Bouton séché de fleur de giroflier, le clou de girofle contient **une grande proportion d'huile essentielle désinfectante.** La lotion se conserve au réfrigérateur. Mettez 10 clous de girofle dans 100 ml d'eau. Portez à ébullition puis laissez infuser pendant toute la nuit. Faites refroidir, filtrez puis mettez dans un petit flacon.

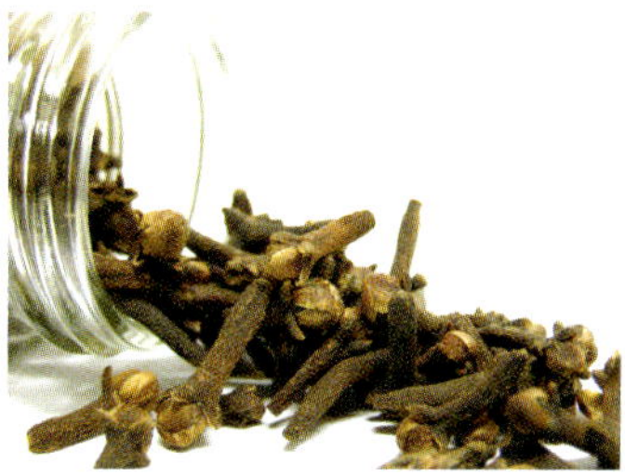

Le clou de girofle a des propriétés désinfectantes.

Eau de laitue

L'eau de laitue est excellente **contre la couperose.** Faites bouillir une laitue (non traitée) dans 1 litre d'eau minérale pendant environ 1h30. Vous pouvez ensuite utiliser cette eau en lotion ou en brumisation. Appliquez les feuilles de laitue en cataplasme sur le visage.

Relaxation du visage

Vous avez peu dormi et vos traits accusent la fatigue. **Pour rendre votre visage lisse**, faites un massage à sec, du bout des doigts, en remontant vers le front, jusqu'à ce que le sang afflue sous la peau.

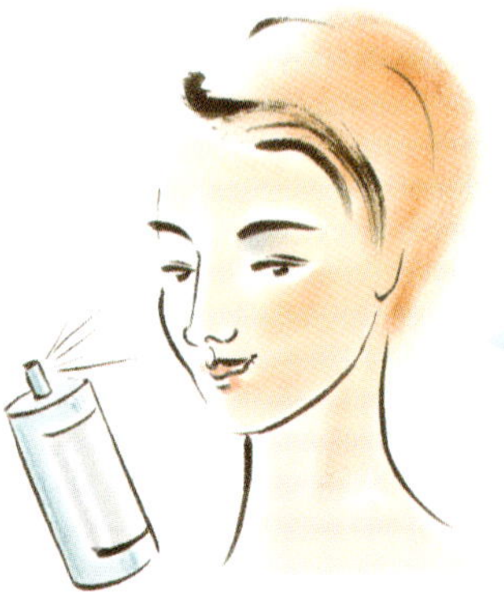

Bien fixer le maquillage

Pour faire tenir son maquillage pour la journée ou la soirée, faites une **légère brumisation d'eau minérale** sur votre visage après vous être maquillée.

Un beau fond !

La journée, mieux vaut appliquer des fonds de teint à dominante beige/jaune qui font plus naturels, **le soir** des fonds de teint à dominante rosée qui accentuent la luminosité de la peau.

Truc de pro !
Rouge à lèvres, ombre à paupières et mascara tiendront mieux si vous poudrez avant votre bouche, vos paupières et vos cils.

Maquillage pour la soirée

Si vous sortez le soir et que vous vous êtes déjà maquillée le matin, ne reprenez pas tout à zéro. Avec une éponge légèrement imprégnée de tonique, **enlevez doucement l'excès de sébum de la ligne médiane** puis appliquez, toujours avec l'éponge, en tapotant, un peu de fond de teint.

Panne de démaquillant

Plus de démaquillant ? Un corps gras le remplace aisément. Beurre, lait entier, crème fraîche, huile, suivis d'une lotion tonique ou d'eau minérale, vous feront la peau nette. S'il y a aussi pénurie de lotion, utilisez le reste de votre **tisane** (thym, romarin…) comme tonique.

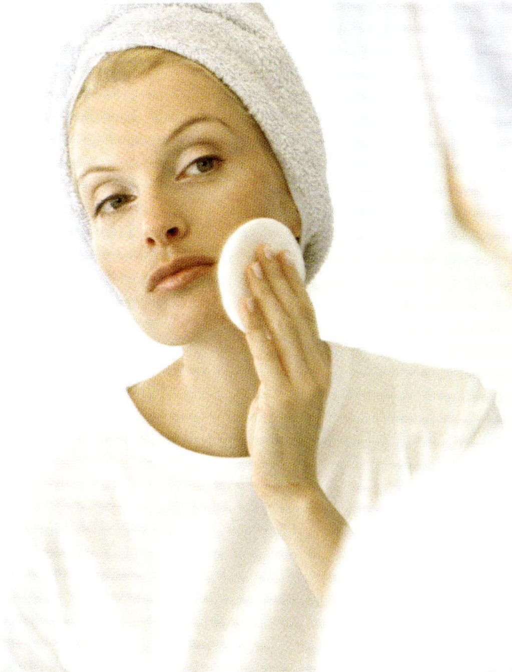

Si vous n'avez plus de démaquillant, vous pouvez utiliser du lait ou de l'huile.

Pas de maquillage sur les vêtements

Vous venez de vous maquiller et vous avez un pull-over à col roulé à enfiler… **Posez sur le sommet de votre tête un grand chiffon propre** dont les bords retombent autour de votre visage : les traces de fond de teint et de rouge à lèvres iront ainsi sur ce tissu et non plus sur vos vêtements.

La peau du cou

Pour prévenir l'apparition de rides sur le cou, **lavez-le à l'eau froide.** Faites également des **compresses d'huile d'olive** : chauffez doucement un peu d'huile d'olive, trempez un grand morceau de coton dans celle-ci, entourez votre cou avec cette compresse. Enveloppez avec une serviette de toilette pliée pour conserver la chaleur et ne pas salir vos vêtements.

Blancheur de lait

Le cou a une peau fragile. Pour la nourrir et lui garder sa souplesse, vous pouvez utiliser du lait cru en guise de lotion.

Les masques naturels

Masque aux carottes

Il est idéal pour le teint. Extrayez le jus des carottes crues avec une centrifugeuse, mélangez avec la moitié d'un yaourt entier. Étalez le mélange sur le visage avec le bout des doigts.
Laissez 20 minutes, puis retirez avec une petite éponge.

Masque à la levure de bière

Il donne un coup d'éclat au teint.
Mélangez la moitié d'un yaourt entier, 2 cuillerées de levure de bière et 1 cuillerée d'huile de germe de blé.
Appliquez ce masque et gardez-le 15 minutes.

Masque au pissenlit

Hachez des feuilles de pissenlit, mélangez-les à un petit pot de crème fraîche épaisse. Étalez sur votre visage et gardez pendant un quart d'heure.
Rincez à l'eau douce puis passez un coton imprégné d'eau de rose.

Masque à la pêche

Il donne une peau de velours. Écrasez la pulpe d'une pêche bien mûre que vous mélangerez avec 1 cuillerée à café d'huile de germe de blé.
Posez ce masque sur votre visage et conservez-le pendant 15 minutes.
Rincez soigneusement à l'eau minérale ou à l'eau de rose.

Masque à l'avocat

La chair d'avocat nourrit bien les peaux.
Idéal en hiver, lorsque la peau est agressée par le froid et le chauffage.
Pelez un avocat. Écrasez sa chair au mixeur. Ajoutez 4 cuillerées à soupe de jus de citron et 1 cuillerée à soupe de miel. Appliquez le masque immédiatement et laissez 15 minutes avant de retirer à l'eau tiède.

Masque au jaune d'œuf

Ce masque, à la texture agréable et fraîche, est grandement nourrissant

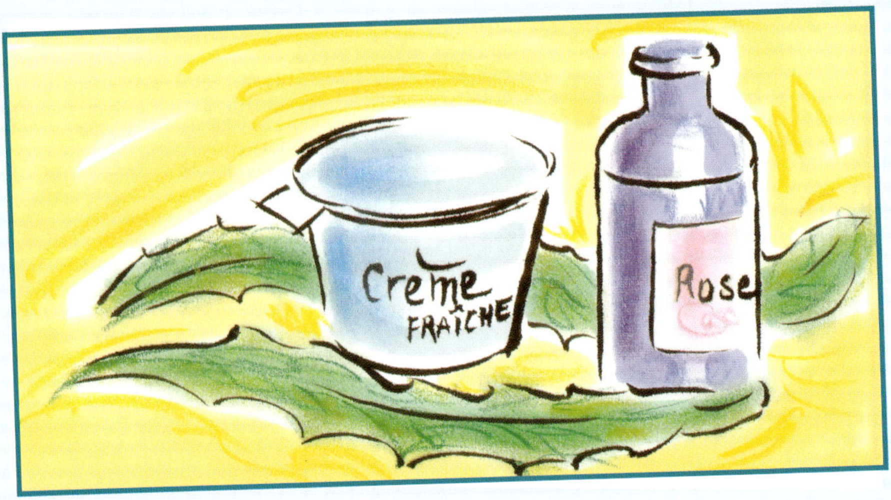

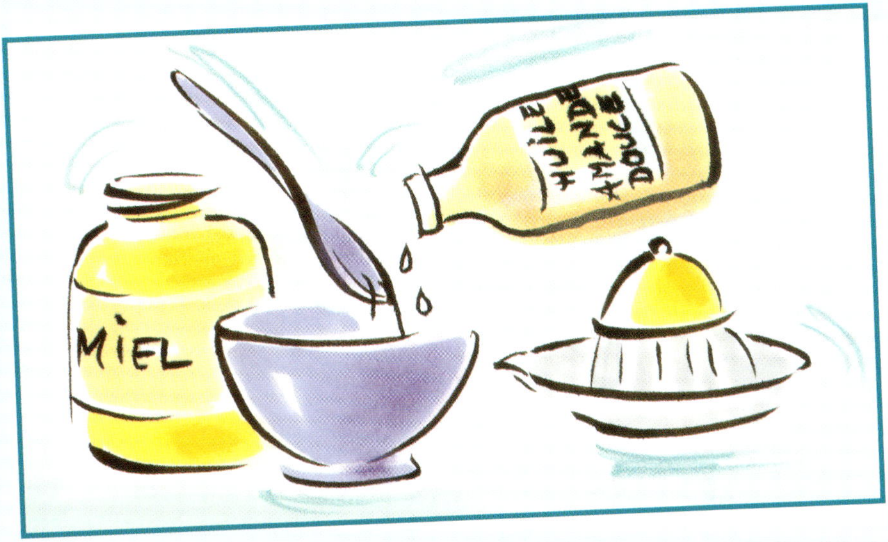

pour l'épiderme. Mélangez 1 jaune d'œuf, 1 cuillerée à soupe de crème fraîche et 3 gouttes d'huile de germe de blé. Appliquez en couche épaisse sur le visage et le cou. Laissez agir pendant 15 minutes. Rincez à l'eau tiède.

Masque aux concombres

Un classique ! Très riche en eau, le concombre apporte une sensation de fraîcheur immédiate. Ce masque est idéal en été. Utilisez un concombre très frais, ce masque adoucissant sera encore plus efficace. Nettoyez la peau d'un demi-concombre. Coupez-le en rondelles bien fines. Allongez-vous et appliquez les rondelles sur votre visage. Gardez 10 minutes.
S'il vous reste un morceau de concombre, passez-le à la centrifugeuse et recueillez le jus : vous vous en servirez comme lotion pour le visage.

Masque au miel

Il prévient l'apparition des rides. Dans un bol, mélangez 1 cuillerée à soupe de miel avec le jus d'un demi-citron et 5 gouttes d'huile d'amande douce. Gardez ce masque pendant environ 15 minutes. rincez ensuite soigneusement à l'eau minérale. Essuyez délicatement.

Masque à la tomate

Il convient parfaitement pour les peaux grasses. Nettoyez la tomate, coupez-la en rondelles en enlevant le jus qui risquerait de couler dans votre cou. Appliquez les rondelles sur votre visage, allongez-vous en les maintenant si nécessaire par une bande de tissu. Gardez pendant environ 15 minutes.

Masque aux fraises

Il est nourrissant et éclaircissant. Nettoyez et écrasez des fraises bien mûres. Appliquez-les sur le visage et gardez ce masque pendant 20 minutes. Rincez soigneusement avec de l'eau minérale, essuyez bien.

Les hommes aussi...

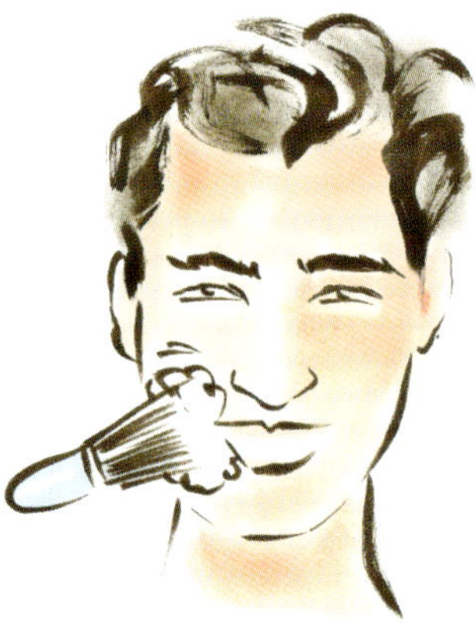

Avant le rasage...

Ne vous rasez pas dès le saut du lit. La peau est encore tout endormie. Lorsqu'on lui laisse le temps de se réveiller, le visage se dégonfle et les poils se redressent. Avant de vous raser, **humidifiez bien le poil.** Sinon celui-ci offrirait une trop grande résistance à la lame du rasoir.

Un rasage en douceur

- Appliquez sur votre visage une légère couche **d'huile d'amande douce.**
- Absorbez avec **une serviette humidifiée à l'eau très chaude** l'excès d'huile. La serviette chaude va attendrir votre peau.
- Mettez de la **mousse à raser.** L'idéal est d'appliquer un savon à raser au moyen d'un blaireau qui fera un mini-massage. Rasez une première fois. L'huile aura laissé un film protecteur qui facilitera le passage de la lame. Rasez une seconde fois.
- Tapotez très légèrement votre visage avec **une serviette très chaude** sur laquelle vous aurez versé quelques gouttes d'huile d'amande douce et 1 ou 2 gouttes d'huile essentielle d'eucalyptus.
- Appliquez un **baume calmant** et enfin **une serviette très froide** qui va resserrer les pores de la peau. Vous pouvez aussi pulvériser de l'eau minérale avec un brumisateur que vous conserverez au réfrigérateur.

Vinaigre de sauge et romarin

Ce vinaigre de toilette s'utilise **en après-rasage pour désinfecter et adoucir la peau après le feu de la**

lame. Dans un pot en verre, mettez 15 g de feuilles de sauge et 15 g de feuilles de romarin et versez 2 tasses de vinaigre de cidre par-dessus. Mélangez avec une cuillère en bois. Laissez macérer pendant 2 semaines. Filtrez avant de mettre en flacon.

La bouche

Dentifrice au bicarbonate

Le bicarbonate de soude **rend les dents plus blanches et réduit le problème de la mauvaise haleine.** Il suffit d'en mettre un petit peu sur la brosse à dents humide. Pour améliorer ce dentifrice de remplacement, on peut mélanger à parts égales du bicarbonate, du sel fin et ajouter une goutte d'huile essentielle de cannelle, girofle ou romarin qui parfume la bouche tout en la désinfectant.

De temps en temps, à la place du dentifrice, vous pouvez utiliser du bicarbonate de soude.

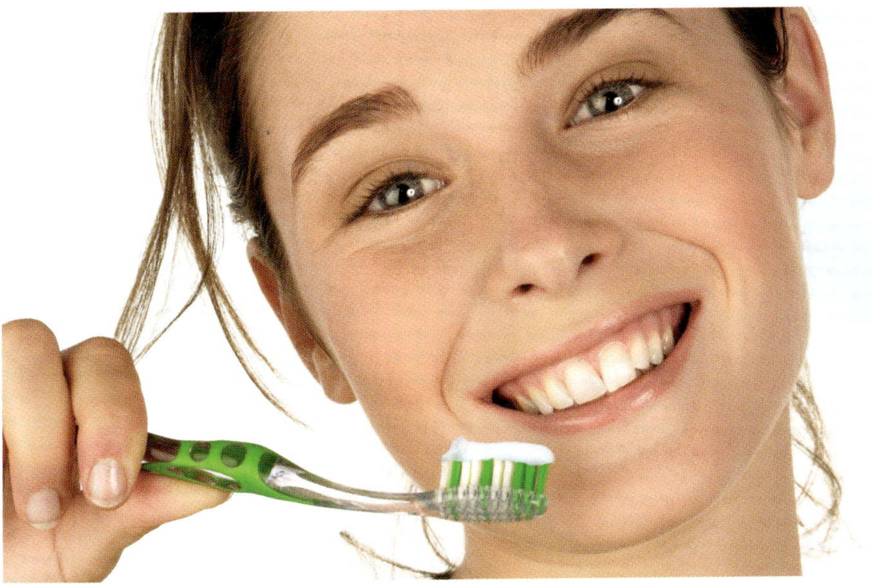

Croquez la pomme !

Dentifrice naturel, la pomme **nettoie les dents et renforce les gencives.** Parfait pour terminer un repas si l'on n'a pas de brosse à dents sous la main !

Citron tonique

Si vous en avez le courage, **croquez des citrons à pleines dents** : ils fortifient les gencives, aident à dissoudre le tartre et sont antiseptiques. Le citron passé sur les dents une fois par semaine les rend également blanches et brillantes.

En panne de dentifrice ?

Remplacez-le par du sel marin. Il tonifie les gencives et nettoie parfaitement les dents.

Brossage à l'argile verte

Mélangez de l'argile verte avec un peu d'eau de façon à obtenir une pâte épaisse. Plongez les poils de votre brosse à dents dedans puis frottez et rincez. L'argile verte **blanchit les dents et donne une haleine saine.**

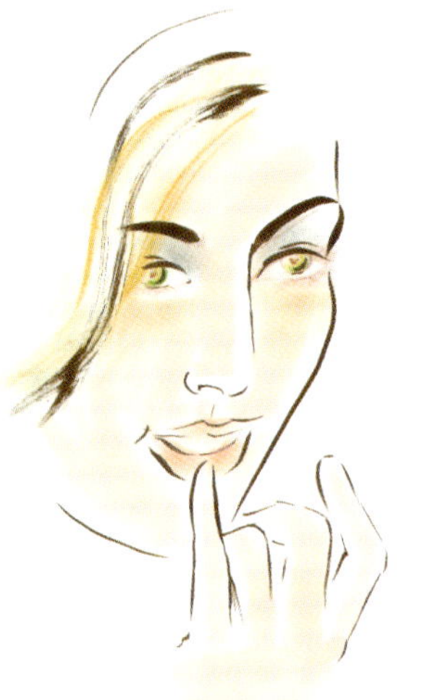

Baume à la rose pour les lèvres

Vous pouvez **appliquer ce baume plusieurs fois par jour pour bien les hydrater.** Faites fondre au bain-marie 1 cuillerée à soupe de cire d'abeille dans 20 ml d'huile d'olive. Ajoutez 2 gouttes d'huile essentielle de rose. Remuez jusqu'à ce que le mélange refroidisse puis mettez en pot. Conservez dans un endroit frais et sec.

Chewing-gum de cresson

Le cresson cru est excellent **contre le déchaussement des dents** : mâchez régulièrement des feuilles bien lavées dans une eau vinaigrée.

Gencives en béton

Pour fortifier vos gencives, **faites des bains de bouche avec du vin de coing.** Mettez 100 g de coing en morceaux dans 1/2 litre de vin rouge. Passez au bout de 3 jours. Ce vin, utilisé en bain de bouche, combat également les aphtes et les angines.

Feuilles de menthe

Au lieu de sucer des bonbons à la menthe pour avoir une bonne haleine, mâchez des feuilles de menthe : **cela purifiera votre haleine** sans vous faire prendre de poids ni favoriser la formation des caries.

Fi aux odeurs d'ail !

Il existe un moyen de chasser le goût désagréable que laissent l'ail ou l'oignon crus dans la bouche : il suffit de **croquer quelques grains de café.**

Lèvres gercées

Le froid de l'hiver et le soleil gercent les lèvres. Pour les rendre douces, massez-les avec de l'huile d'olive.

Les yeux

Yeux fatigués

Une compresse imbibée de thé délasse les yeux fatigués. L'idéal est d'alterner une compresse chaude et une compresse froide. Cela **efface le gonflement des paupières et atténue les cernes.**

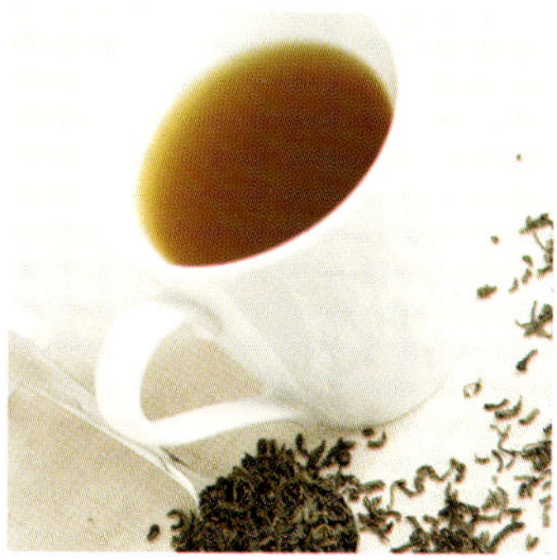

Les compresses de thé délassent les yeux fatigués.

Bain pour les yeux

Pour détendre les paupières et les yeux, faites bouillir **1 cuillerée à café de gros sel** dans 1/4 de litre d'eau pendant 1 minute. Laissez tiédir. Remplissez une œillère, baignez chaque œil durant 1 minute en renouvelant l'eau pour chaque côté.

Yeux irrités

Si le soleil a irrité vos yeux, **faites des compresses avec de l'infusion de camomille.** Restez quelques instants, allongé dans le noir, avec les compresses sur vos paupières.

Anti-gonflette

Pour ne pas avoir les yeux tout gonflés le matin, ne dormez pas dans une pièce trop chauffée, oubliez la cuisine épicée le soir ainsi que les aliments riches et les alcools.

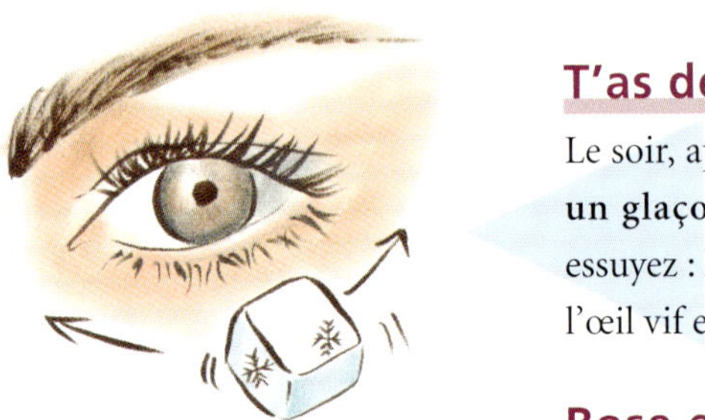

T'as de beaux yeux...

Le soir, après l'opération du démaquillage, **passez un glaçon sur tout le pourtour des yeux** puis essuyez : le lendemain matin, vous vous réveillerez l'œil vif et serein !

Rose et romarin pour les paupières

Pour faire dégonfler les paupières, essayez cette recette : dans 50 ml d'eau de rose, faites infuser 10 g de feuilles de romarin. Lorsque l'eau de rose est tiède, versez-en sur des compresses et appliquez-les sur les paupières.

Eau de rose glacée

Pour décongestionner les yeux, **gardez au congélateur des cotons imbibés d'eau de rose** et laissez-les « fondre » sur les paupières durant une dizaine de minutes.

Points miracles

Il existe **deux points qui atténuent les poches sous les yeux et embellissent le regard.** Ils se trouvent aux coins externe et interne de l'œil. Avec vos index, appuyez légèrement et fermement sur les deux points à la racine du nez puis sur les points situés sur les tempes. À répéter une dizaine de fois.

Photo p. 83 :
Vous aurez des yeux superbes grâce à des compresses d'eau de rose.

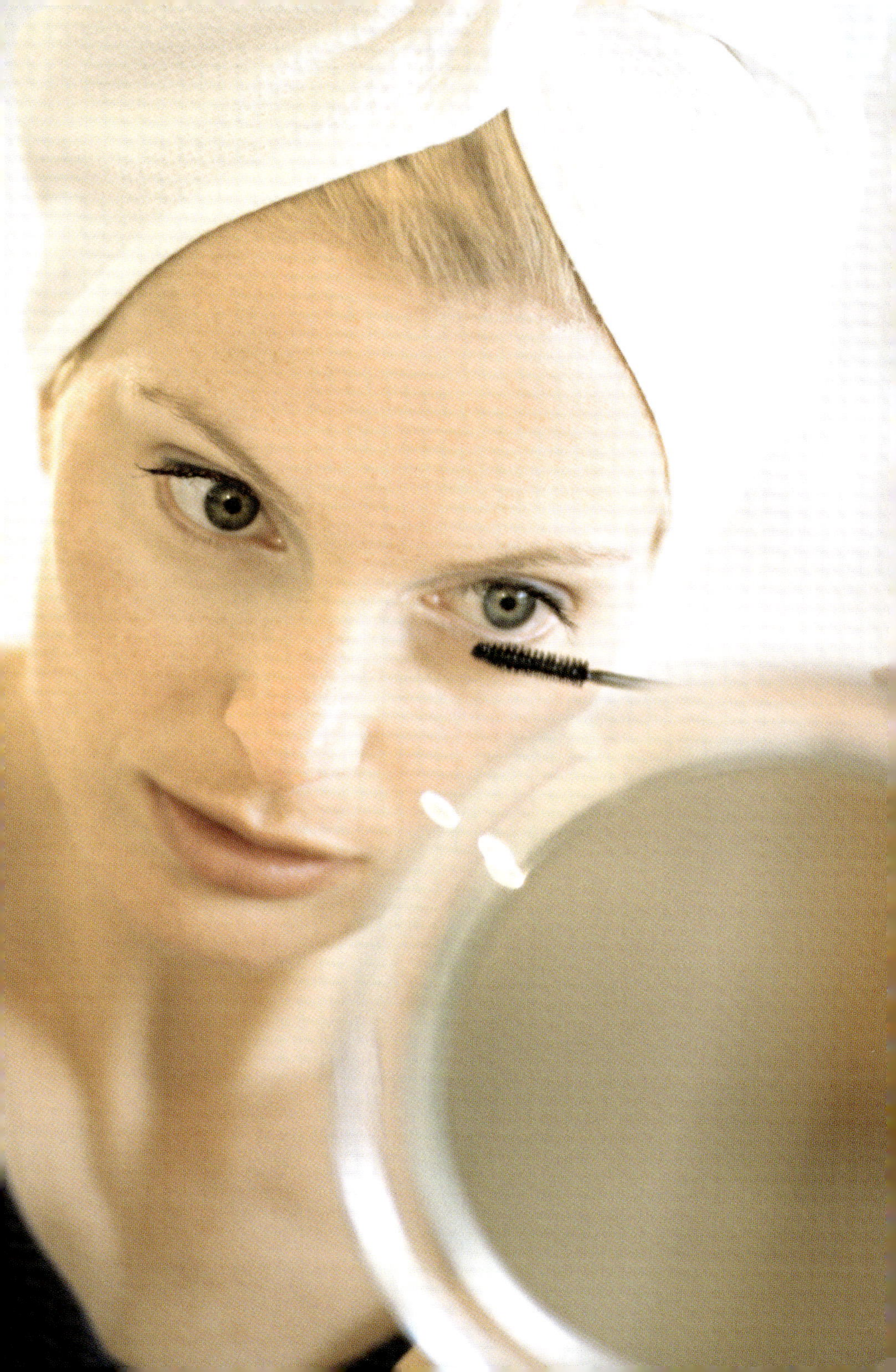

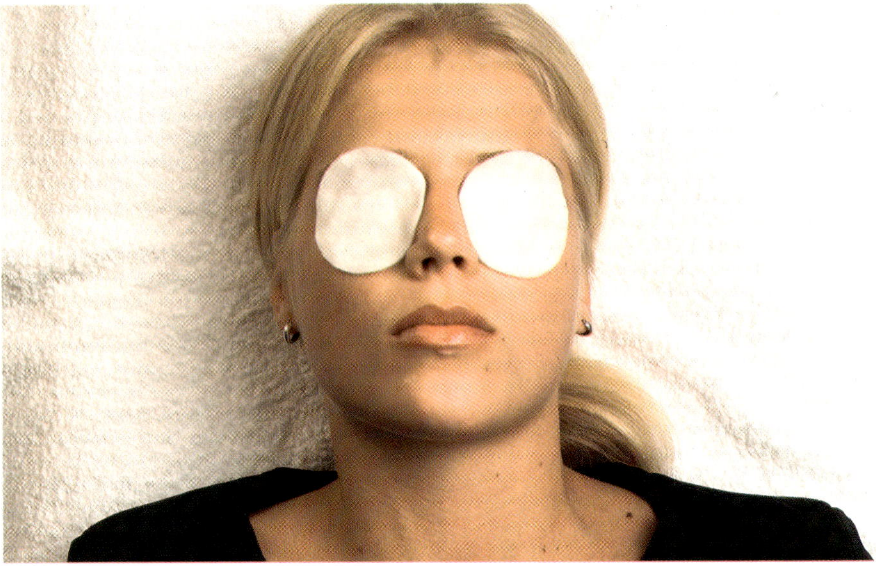

Reposez vos yeux avec des compresses d'eau de persil.

Cataplasme pour le regard

Les cataplasmes de pommes de terre crues râpées sont excellents **pour effacer les poches sous les yeux.** Mettez un peu de pomme de terre râpée dans une gaze à pansement, appliquez sous l'œil et gardez environ 1/2 heure. Profitez-en pour vous relaxer pendant le temps de pose.

Compresse de persil

Pour reposer les yeux fatigués ou gonflés, placez sur vos paupières un coton imbibé d'infusion de persil. Faites infuser 20 g de persil dans 1/4 de litre d'eau bouillante pendant 10 minutes. Filtrez. Laissez refroidir. Appliquez en compresse sur les paupières durant 10 minutes.

Contre l'eau chlorée

Si vous allez à la piscine, protégez vos paupières de l'eau chlorée en y appliquant une légère couche de vaseline.

Gymnastique pour les yeux

Mettez vos mains devant vos yeux, sans les toucher, pour masquer la lumière du jour. Gardez les yeux ouverts. **Regardez en haut, en bas, à droite puis à**

gauche. Faites ensuite tourner votre regard lentement, dans le sens des aiguilles d'une montre pendant 3 minutes.

Sourcils rebelles

Vos sourcils frisottent ? Disciplinez-les avec une petite brosse imprégnée d'un peu de laque à cheveux.

Améliorer votre vue

Mangez des myrtilles : c'est excellent pour la vue. Pendant la Seconde Guerre mondiale, les pilotes de la Royal Air Force britannique se gavaient de myrtilles pour améliorer leur vision, en particulier nocturne.

Les cheveux

Conseils de base

Pour avoir de beaux cheveux, mangez beaucoup de vitamines A et B (carottes, artichauts, tomates, levure de bière, foie, germes de blé…).

- **La vitamine A** lutte contre la sécheresse des cheveux et leur dévitalisation.
- **Les vitamines du groupe B** préviennent et stimulent la repousse des cheveux, favorisent leur croissance. Pour éviter d'avoir les cheveux raplapla, saupoudrez vos salades de levure de bière et de germes de blé, riches en vitamines B.

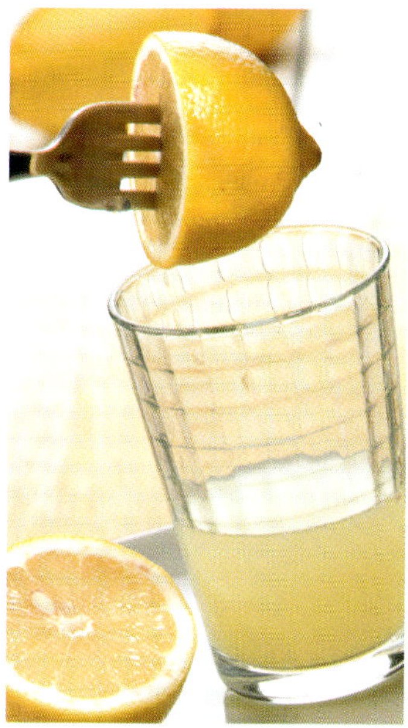

Le citron neutralise les effets du calcaire de l'eau.

Nourris à l'huile d'olive

Pour avoir une belle chevelure, essayez cette vieille recette : malaxez les pointes et les longueurs de vos cheveux avec **un peu d'huile d'olive**, faites ensuite votre shampooing.

Vous pourrez ajouter un jus de citron (non traité) à l'eau froide du dernier rinçage : cela adoucira la dureté de l'eau calcaire.

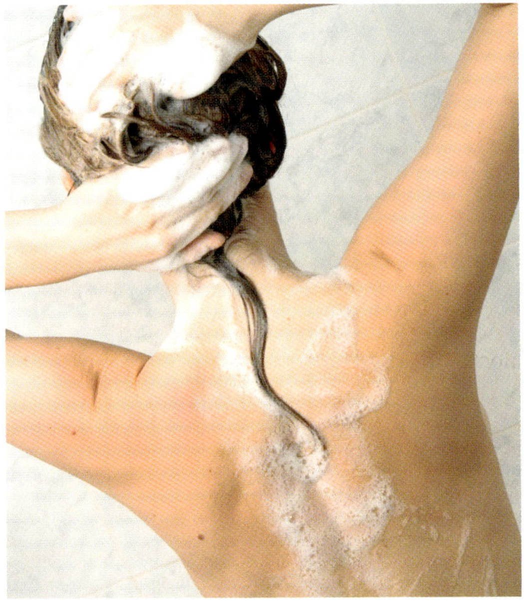

Après le shampooing, appliquez un masque au jaune d'œuf.

Secrets de mannequins

Un mannequin célèbre prend ainsi soin de ses cheveux : après chaque shampooing, elle applique une mixture **à base d'huile d'olive et de jaune d'œuf** qu'elle laisse 5 minutes. Un autre top model fait chaque semaine un masque en mélangeant **un avocat et un jaune d'œuf.**

Préparation revitalisante

Avant un shampooing, massez le cuir chevelu avec le mélange suivant : huile d'olive, jus de citron et filet de rhum.

Les bienfaits du karité

Le beurre de karité a une origine 100 % naturelle. Son utilisation est à recommander en cas de cuir chevelu irrité, de chute de cheveux, de pellicules, de cheveux fatigués, anémiés, gras, ou de démangeaisons. **Massez le cuir chevelu et les pointes avec une petite quantité de beurre de karité** que vous aurez fait ramollir dans le creux de votre main. Si possible, laissez agir toute une nuit, en entourant vos cheveux d'une serviette, puis faites un shampooing très doux le matin.

Massage du cuir chevelu

Idéal pour détendre, le massage du cuir chevelu **active la circulation sanguine, donc la nutrition des bulbes**. Posez vos doigts sur le cuir chevelu et faites jouer lentement la peau sur les os du crâne en la décollant par une pression légère. Commencez par la nuque pour arriver au point clé (au sommet du crâne) puis partez des tempes pour aller vers ce même point et enfin du front.

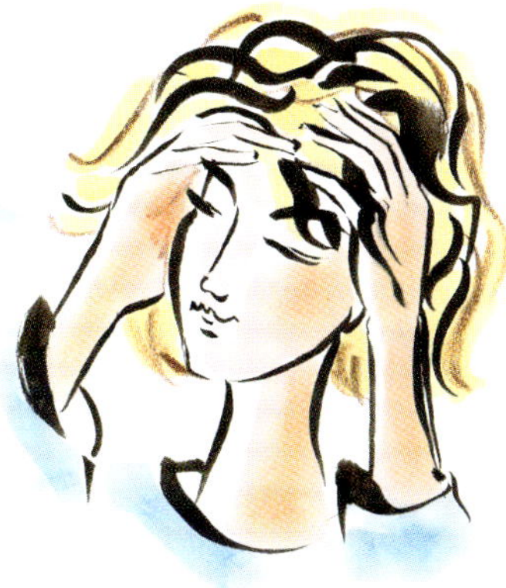

Shampooing aux jaunes d'œufs

En panne de shampooing ? Mélangez 2 jaunes d'œufs, 1 cuillerée à soupe d'huile de ricin, 2 cuillerées de rhum brun et servez-vous de cette mixture comme d'un shampooing. Lors du temps de pose, massez bien le cuir chevelu. C'est la recette idéale **pour redonner du tonus aux cheveux**, en particulier à ceux qui sont fatigués ou dévitalisés.

Infusion au romarin

Une infusion de romarin **vivifie les cheveux**. Après le shampooing, rincez-les avec une eau dans laquelle vous aurez laissé infuser quelques poignées de feuilles de romarin (100 g pour 2 litres d'eau). Massez doucement le cuir chevelu sans l'irriter. Souvent utilisé dans les lotions et les rinçages, le romarin favorise une bonne pousse des cheveux.

Lotion à la capucine

Contre les pellicules, préparez une lotion en laissant macérer 50 g de fleurs de capucines dans 1 litre d'eau minérale.

Vinaigre aux orties

Les orties sont **excellentes pour les cheveux, notamment ceux qui ont des pellicules**. Préparez un vinaigre aux orties en laissant infuser une bonne poignée de feuilles d'orties dans 1 litre de vinaigre de cidre pendant 15 jours. Après le shampooing, massez-vous la tête avec cette solution. Rincez avec de l'eau coupée de vinaigre aux orties.

Lotion pour cheveux gras

Laissez bouillir 10 minutes 5 feuilles de laitue et 20 g de persil dans 1/4 de litre d'eau. Laissez ensuite infuser 10 minutes. Appliquez sur le cuir chevelu après le shampooing. Laissez agir 10 minutes avant de rincer. **Cette lotion régule les glandes sébacées.**

Douche froide, cheveux brillants

Rincez vos cheveux à l'eau froide, cela resserre leurs écailles et les rend brillants.

Vinaigre contre calcaire

Dans la dernière eau de rinçage du shampooing, ajoutez **1 cuillerée à soupe de vinaigre ou le jus d'un citron** : cela neutralisera les effets du calcaire et fera briller vos cheveux.

Fleurs de sureau pour cheveux clairs

Cette eau de rinçage pour les cheveux est **à réserver aux cheveux clairs auxquels elle donne de jolis reflets.** À utiliser en rinçage final après le shampooing. Faites bouillir 1 poignée de fleurs de sureau séchées pendant 30 minutes dans 250 ml d'eau pour préparer une décoction. Couvrez la casserole et laissez refroidir. Filtrez et versez sur les cheveux.

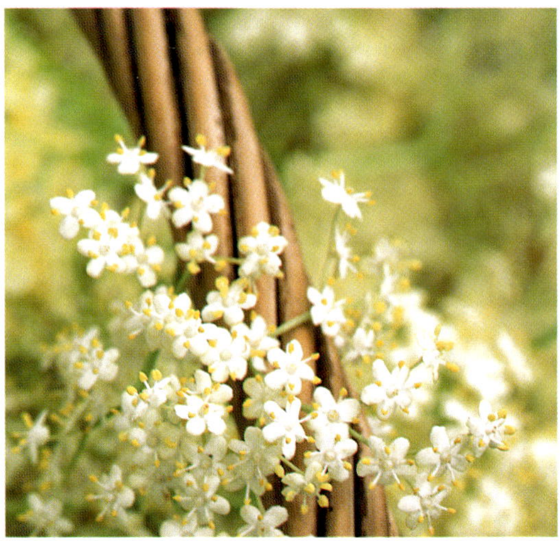

Une décoction de fleurs de sureau versée sur des cheveux clairs leur donne de jolis reflets.

*Photo p. 89 :
Après le shampooing, rincez vos cheveux à l'eau vinaigrée.*

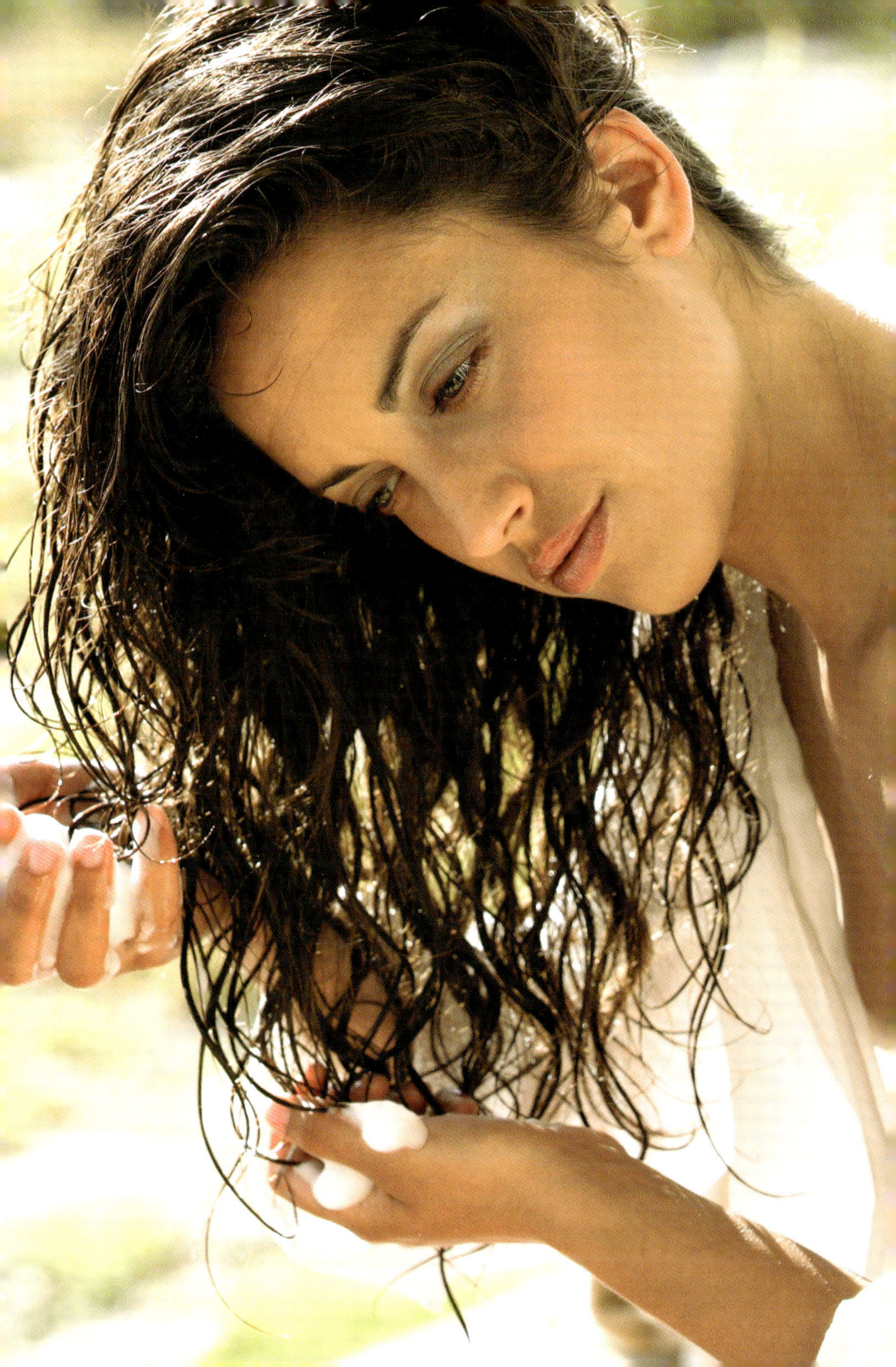

Rinçage des cheveux blonds

Le classique des classiques ! Pour avoir de jolis reflets dorés, les blonds pourront, après un shampooing, rincer leurs cheveux avec une **décoction de fleurs de camomille allemande** (*Matricaria chamomilla*). De plus, ce rinçage calme les irritations du cuir chevelu. Faites bouillir 100 g de fleurs de camomille dans 1 litre d'eau pendant 20 minutes. Ajoutez alors le jus d'un 1/2 citron. Filtrez et appliquez en rinçage.

Rinçages des cheveux bruns

- Ne jetez plus l'eau de cuisson des **poireaux** : utilisée en eau de rinçage après le shampooing, elle donne de beaux reflets aux cheveux bruns.
- Une décoction d'une poignée de **feuilles de chêne** (ou de feuilles de noyer) dans 1 litre d'eau douce, versée sur le cuir chevelu dans la dernière eau de rinçage, donne des reflets cuivrés aux cheveux.
- Une décoction de **romarin** utilisée en rinçage est excellente pour les cheveux foncés.
- Utilisé en rinçage, un **thé** infusé donne des reflets cuivrés à des cheveux châtains.

Rinçage des cheveux blancs

Les cheveux blancs ont tendance à jaunir. **Pour leur conserver une belle blancheur**, rincez avec une infusion d'aubépine. Faites infuser 20 g de fleurs d'aubépine dans 1 litre d'eau bouillante pendant 20 minutes. Appliquez lors du dernier rinçage.

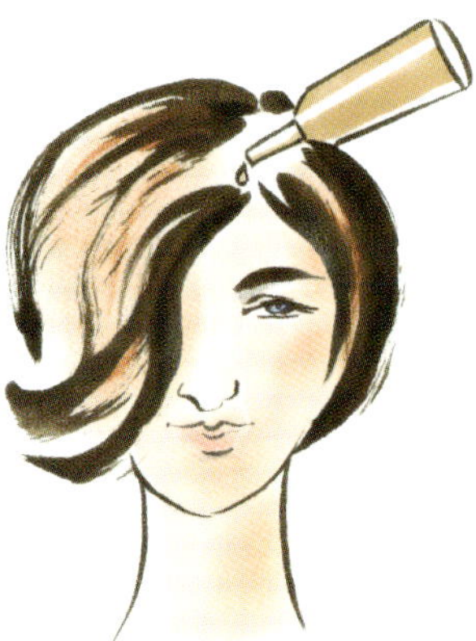

Soin à l'ylang-ylang

L'huile essentielle d'ylang-ylang est excellente pour les cheveux auxquels **elle rend brillance et souplesse.** Après le shampooing, ajoutez 3 gouttes d'huile à votre crème de soin, laissez appliqué quelques minutes et rincez.

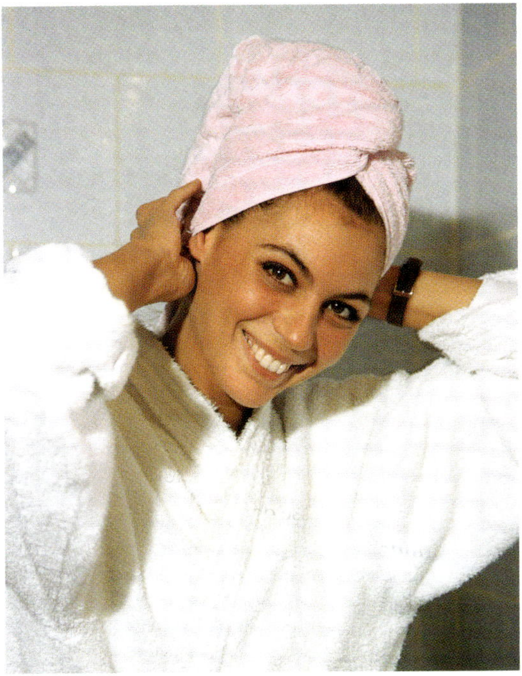

Nourrissez vos cheveux avec de l'huile à la sauge.

Contre les fourches

Avant votre shampooing, appliquez une huile à la sauge sur **les pointes de cheveux pour les fortifier.** Recouvrez 10 feuilles de sauge écrasées par 150 ml d'eau bouillante et laissez infuser 30 minutes. Filtrez, ajoutez 1 cuillerée et demie à soupe d'**huile de germes de blé** et 1 cuillerée à soupe d'**huile de pépin de raisin**. Mélangez bien. Appliquez une petite quantité de votre huile sur les cheveux humides. Enroulez une serviette autour de la tête et laissez reposer 1 heure.

Cheveux électriques ?

Pour les discipliner, il suffit de passer une main humide sur votre tête.

Squames et pellicules

Pour restaurer un bon équilibre du cuir chevelu, ajoutez 3 gouttes d'huile essentielle d'arbre à thé dans 3 cuillerées à soupe de shampooing doux. L'huile d'arbre à thé, calmante, soulage les irritations.

Soin régénérant à la lavande

Faites chauffer 100 ml d'huile d'olive à feu doux. Hors du feu, ajoutez 8 gouttes d'huile essentielle de lavande. Appliquez ce soin encore tiède sur les cheveux humides et massez le cuir chevelu. Enfilez un bonnet de douche, enroulez une serviette éponge et attendez 20 à 30 minutes. Procédez ensuite à votre shampooing habituel. **L'huile de lavande, associée à l'huile d'olive, rend le cheveu souple et moins cassant.**

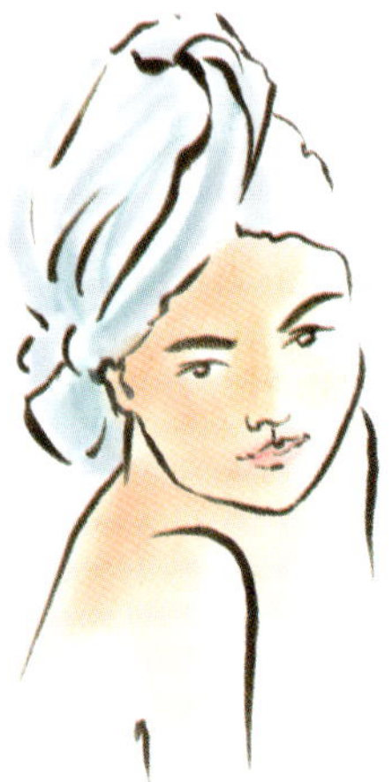

Cheveux brillantissimes

Le sirop d'érable fait briller les cheveux. Appliquez la valeur d'une **1/2 tasse de sirop d'érable sur les cheveux humides**. Massez bien le cuir chevelu. Enfilez un bonnet de douche, entourez votre tête avec une serviette en éponge et laissez agir pendant 30 minutes. Rincez ensuite à l'eau tiède avant de faire le shampooing habituel.

Lotion douce

Contre les effets desséchants du soleil et des bains de mer, rincez vos cheveux avec une lotion adoucissante au houblon. Mettez 50 g de cônes de houblon à bouillir dans 1 litre d'eau. Laissez refroidir et mettez en bouteille. Vous mélangerez cette lotion à la dernière eau de rinçage de votre shampooing. Si vos cheveux ont un aspect lamentable, baignez-les dans une infusion de romarin pour les rendre à nouveau toniques (voir p. 87).

Dessèchement par l'eau de mer

Rincez vos cheveux avec de l'eau douce dans laquelle vous aurez fait fondre 2 morceaux de sucre.

Laque naturelle

La bière remplace bien la laque. Mettez un peu de bière légèrement coupée d'eau dans un vaporisateur et appliquez sur vos cheveux pour maintenir votre coiffure.

Les mains

N'abîmez pas vos mains !

Lorsque vous venez du froid, surtout ne lavez pas vos mains à l'eau chaude pour les réchauffer. **Employez de l'eau tiède** et essuyez-les parfaitement après chaque lavage.

Odeur tenace

Vous avez du mal à vous débarrasser de l'odeur de poisson sur vos mains après avoir fait la cuisine ? **Lavez-les avec de l'eau légèrement savonneuse** puis faites une **friction à l'eau de fleur d'oranger.**

Odeur d'oignon

Si vos mains sentent l'oignon cru, **émiettez dans vos mains une pomme de terre cuite**. Les mauvaises odeurs disparaîtront immédiatement, absorbées par la pomme de terre.

Mains moites

Baignez-les plusieurs fois par jour dans de l'eau fortement vinaigrée, puis talquez-les. Essuyez bien.

Ne lavez jamais vos mains à l'eau chaude lorsque vous avez froid.

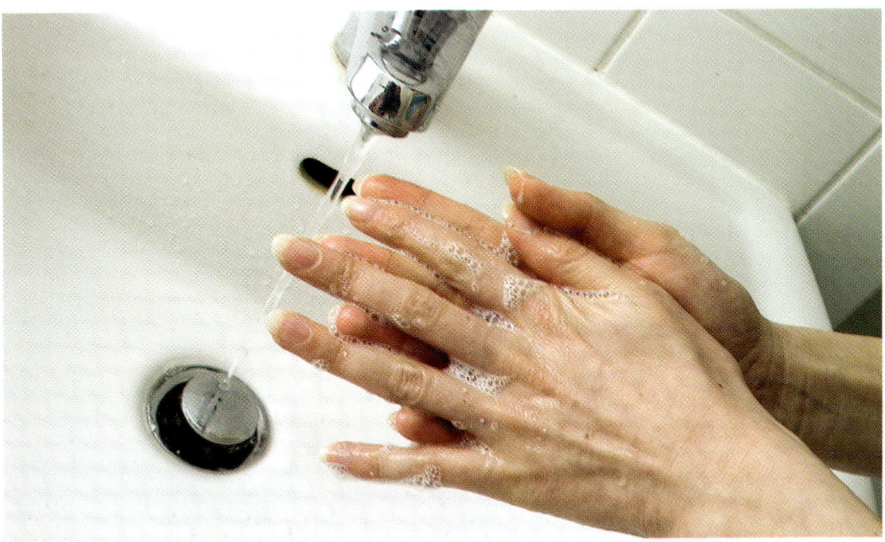

Mains gercées

Frottez-les avec le mélange suivant : 2 volumes de vinaigre pour 1 volume de glycérine. Cela adoucit la peau. Vous pouvez aussi appliquer sur les gerçures la **pulpe d'une pomme de terre crue râpée.**

Ongles noirs

Si le bord libre de l'ongle a noirci, suite à des travaux de bricolage ou de jardinage, brossez-les longuement avec de l'eau tiède et savonneuse et **enlevez la saleté en frottant avec une écorce de citron.**

Peau sèche

Si vos mains ont la peau sèche ou fragile, trempez-les dans de l'eau contenant 3 cuillerées à soupe d'huile d'olive vierge.

Bain d'orange

Pour avoir de belles mains, **pressez le jus d'une orange et mélangez-le avec 100 ml d'huile d'amande douce.** Vous pouvez conserver ce mélange quelques jours dans un petit flacon. Agitez bien avant de vous en servir.

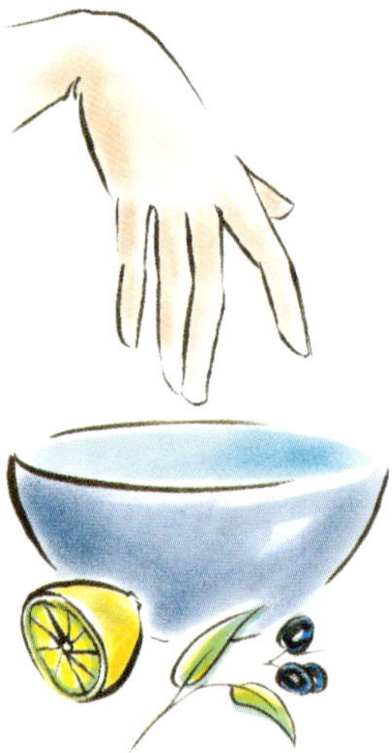

Bain adoucissant

En hiver, lorsque les mains sont desséchées, gercées, abîmées, **un bain par semaine dans un mélange de citron et d'huile d'olive est idéal pour les adoucir et durcir les ongles.** Pressez un citron dans un bol d'huile d'olive tiède. Laissez tremper vos mains environ 10 à 15 minutes. Essuyez-les doucement, sans frotter, et laissez bien pénétrer l'excédent d'huile qui nourrira la peau.

Soin à l'avocat

Pour bien hydrater la peau, appliquez ce soin chaque semaine sur vos mains. Mixez la pulpe d'un 1/2 avocat bien mûr avec 1/2 tasse à café de flocons d'avoine, 25 ml d'huile d'amande douce et 20 ml d'huile d'olive pour obtenir un mélange bien homogène. Ajoutez peu à peu 30 ml d'eau jusqu'à ce que le mélange prenne la texture d'une crème épaisse. **Massez longuement vos mains avec cette préparation** puis rincez à l'eau tiède et essuyez doucement avec une serviette.

Massez vos mains

Il est facile de se masser les mains sans l'aide de personne. Alors profitez des moments de la journée où vous vous mettez de la crème pour vous faire un massage rapide. **Cela détend les muscles, conjure la fatigue, procure une agréable sensation de bien-être** et ne prend pas plus de 2 minutes.
Mettez une bonne noisette de crème hydratante (ou d'huile) sur la main, étalez-la, puis massez les zones réflexes de l'intérieur de la main en n'oubliant pas les doigts, leurs extrémités (où aboutissent les méridiens) et les espaces qui les séparent. Massez-vous régulièrement, surtout si vous effectuez souvent des gestes manuels répétitifs.

Crème à la rose pour les mains

Appliquez cette crème très nourrissante le soir ou chaque fois que vous en ressentez le besoin. Délayez 20 g de vaseline avec 10 g d'eau de rose et 10 gouttes d'huile essentielle de géranium. Délicieusement odorant, **le géranium rosat est réputé pour son effet bénéfique sur les peaux sèches et irritées** auxquelles il redonne souplesse et douceur.

Rose et citron

Si **vos mains sont rugueuses ou abîmées**, traitez-les chaque jour avec ce produit naturel très odorant. Pressez 3 citrons. Mélangez avec 100 ml de glycérine et 100 ml d'eau de rose. Filtrez, mettez en flacon. Massez vos mains chaque soir doucement pour bien faire pénétrer le mélange.

Dérouillez vos mains

Tirez chaque doigt comme si vous enleviez un gant en appuyant sur les articulations.

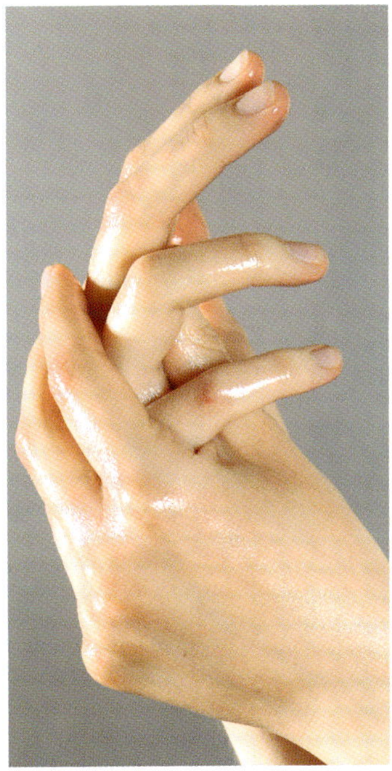

Un massage de mains vous remet aussitôt en forme !

Assouplissez vos doigts

Les petits mouvements des doigts sont un bon moyen pour garder les mains en excellente forme, bien souples et en parfaite beauté. Un moyen très simple consiste **à simuler tout simplement des gammes sur un piano imaginaire** en écartant bien vos doigts. Secouez après les deux mains en levant légèrement les avant-bras.

Ongles propres

Nettoyez le dessous des ongles avec une brosse douce trempée dans du bicarbonate de soude.

Ongles blancs

Pour avoir le bord libre de l'ongle bien blanc, connaissez-vous ce truc de manucure ? Il consiste à passer sous son extrémité **un crayon gras de couleur blanche.**

Limez dans le bon sens

Limez toujours un ongle **de l'extérieur vers l'intérieur** (le va-et-vient fragilise l'ongle) et jamais au sortir du bain (l'ongle est mou, vous risquez alors de le traumatiser).

Ongles cassants

Frottez chaque ongle avec une rondelle de citron, matin et soir, pendant une semaine.

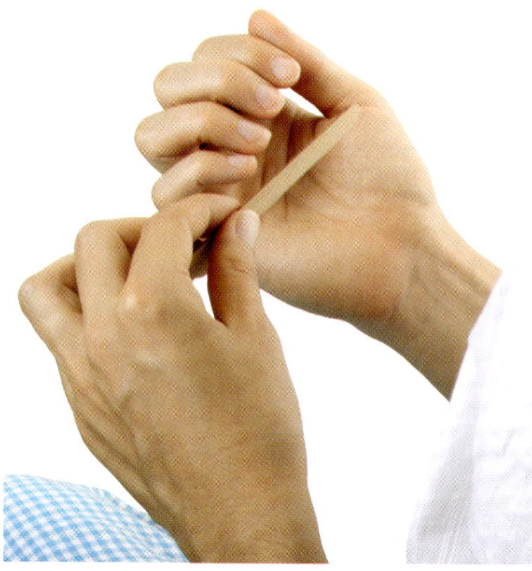

Ne vous limez jamais les ongles au sortir du bain.

Ongles fortifiés

Pour renforcer vos ongles, **trempez-les une fois par semaine dans un bain d'huile d'olive** pendant un quart d'heure. Faites chauffer au bain-marie pendant une demi-journée 1 poignée de feuilles d'olivier et 200 g d'huile d'olive. Cette préparation peut se conserver 1 mois au réfrigérateur.

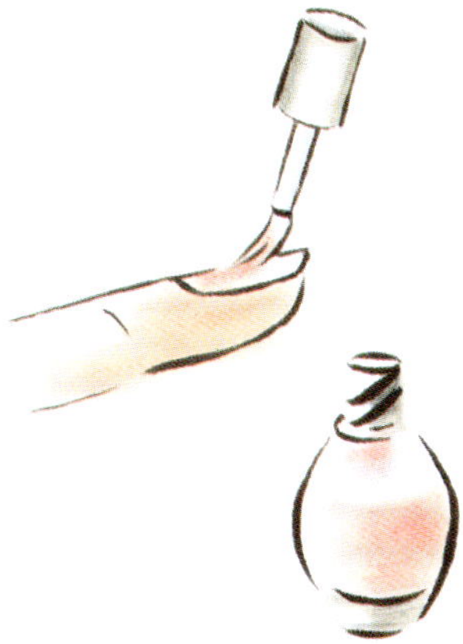

Jouez sur l'apparence

La couleur d'un vernis à ongles a son importance. Un vernis à ongles foncé fait paraître les **mains plus blanches.** À l'inverse, un vernis pâle les fera paraître plus longues.

Musclez vos mains !

On oublie trop souvent de faire de la gymnastique des mains. Dans la voiture ou au bureau, **ayez une balle de jongleur souple que vous pouvez presser avec la main.** Cela décontracte, assouplit la main et les doigts, tout en les musclant.
Assouplissez aussi vos poignets : étendez les bras en croix et dessinez de petits cercles avec les mains, sans bouger les bras.

Exercice pour les bras

Pour garder les bras fermes, voici un exercice à faire lorsque vous y pensez. **Tordez de toutes vos forces une serviette de toilette** (lorsque vous prenez votre douche) ou du papier journal (après la lecture de votre quotidien…).

Coudes rugueux

Mettez un peu de **gommage pour le corps sur vos coudes rugueux**, frottez puis, lorsqu'ils sont secs, enduisez-les d'huile d'amande douce. Massez quelques instants.

Les pieds

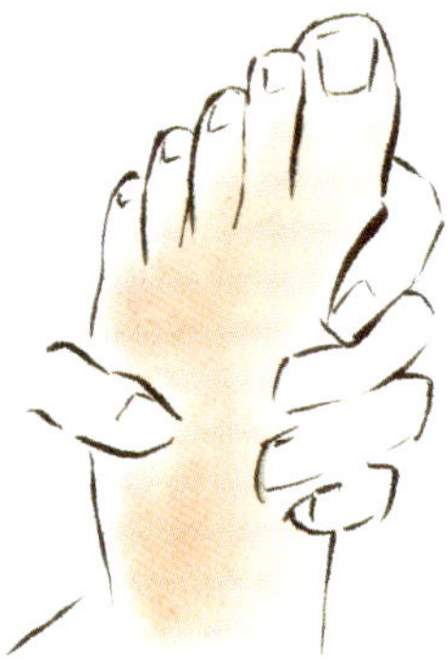

Pieds protégés

En sortant de la douche ou du bain, **essuyez consciencieusement vos pieds puis talquez-les** : le talc absorbera l'humidité restante et ils seront bien protégés des mycoses.

Pieds soignés

Massez régulièrement vos pieds avec une crème hydratante, surtout s'ils sont très secs. **La peau du pied est pauvre en glandes sébacées**, il faut donc compenser le manque de sébum pour l'application d'une crème hydratante. Vous pouvez frictionner la voûte plantaire avec de l'eau de lavande.

Bain de pied au tilleul

Pour relaxer les pieds, trempez-les dans une **bassine remplie d'eau tiède dans laquelle ont infusé des feuilles et des fleurs de tilleul**. Séchez-les puis frictionnez-les avec le jus d'un citron.

Pieds agiles

Si vos pieds sont fatigués, faites-les tremper dans ce bain qui aura également pour effet d'attendrir les durillons. Dans un litre d'eau tiède, diluez **1/4 de bicarbonate de soude**. Rajoutez de l'eau jusqu'à ce que vos pieds soient recouverts.

Orteils secs

Pour essuyer parfaitement vos orteils en sortant de la douche ou du bain, utilisez un sèche-cheveux.

Pour soulager les pieds fatigués

Après être resté debout toute la journée ou avoir fait une randonnée, offrez à vos pieds un bain relaxant et un massage. Faites infuser 1 tasse de feuilles de sauge dans 1 litre d'eau bouillante pen-

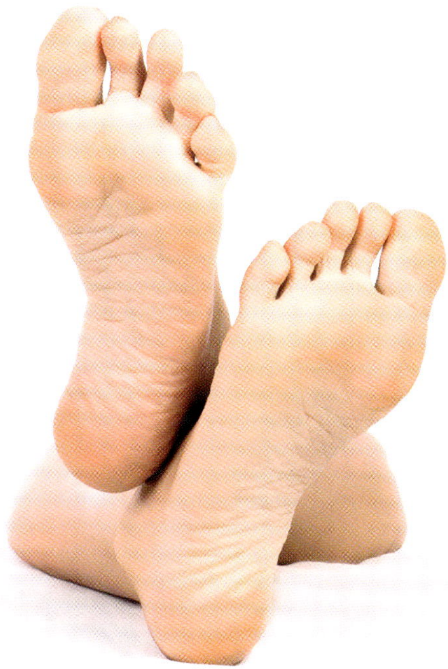

Bain, massage, crème hydratante : prenez soin de vos pieds.

dant 10 minutes. Versez l'infusion dans une cuvette, rajoutez de l'eau bien chaude. **Trempez vos pieds et recouvrez la cuvette d'une serviette pour enfermer la vapeur.** Enlevez vos pieds quand le liquide refroidit. Essuyez, huilez délicatement avec de l'huile d'amande douce et faites faire une rotation à chaque orteil. Massez doucement le pied pour relaxer les muscles fatigués.

Chevilles enflées

Pour faire désenfler les chevilles fatiguées, appliquez sur celles-ci des compresses d'eau de persil.

Gommage au maïs et à l'huile d'avocat

Mélangez **100 g de farine de maïs avec 2 cuillerées à soupe d'huile d'avocat.** Étalez cette préparation sur les pieds, frottez (la farine de maïs est légèrement abrasive et enlèvera les cellules mortes) en insistant sur les parties rugueuses. Rincez à l'eau chaude et séchez.

Masque à l'argile pour les pieds

Préparez une pâte avec 1/2 tasse d'argile verte et 125 ml d'eau. Appliquez cette pâte sur les pieds et laissez sécher. Rincez les pieds avec une eau savonneuse tiède et séchez. Appliquez ensuite une crème hydratante. **L'argile verte, exfoliant doux, détend et apaise les pieds fatigués et douloureux**. De plus, riche en magnésium et en silice, très absorbante, elle est un déodorant efficace.

Massage à l'huile de menthe

Pour soulager les jambes lourdes ou courbatues, mélangez 100 ml d'huile de soja et 3 gouttes d'huile essentielle de menthe. Celle-ci est **décongestionnante, stimulante et apaisante.** Massez pieds et chevilles avant de prendre un bain de pieds chaud.

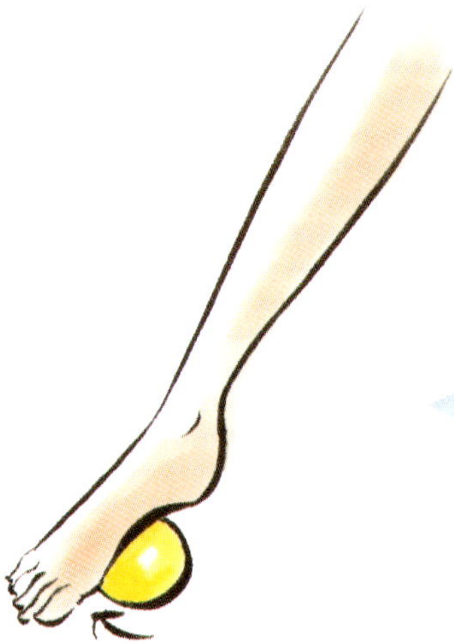

Détente des pieds

Pour les **jambes fatiguées** et pour vous détendre, prenez une bouteille vide que vous poserez par terre et que vous ferez rouler sous chaque pied.
Vous pouvez faire la même chose avec une balle de tennis.

Éliminez les crispations

Si vous avez marché toute la journée, surtout si vous avez porté des chaussures à talon, **faites des mouvements d'extension et de tension du pied.** Pour compléter cette détente, faites des rotations de la cheville vers l'intérieur (10 fois), puis vers l'extérieur (10 fois également).

Orteils souples
Amusez-vous à ramasser un crayon ou un petit objet avec le gros orteil et le majeur du pied.

Bain de lavande

Avec la chaleur, les pieds gonflent. **Pour les apaiser et leur faire retrouver leur tonicité**, faites un bain de lavande : jetez une bonne poignée de fleurs de lavande dans 1 litre d'eau très chaude. Lorsque l'eau a un peu refroidi, trempez-y vos pieds pendant une dizaine de minutes.

Bain de vinaigre

Pour rafraîchir vos pieds, prenez des bains de pieds réguliers dans 1 volume de vinaigre, 2 d'eau chaude et un peu de sel. **Après une longue marche à pied ou une bonne randonnée**, un tel bain est un réel bonheur !

Pieds froids

Contre le désagrément des pieds froids, mettez dans vos chaussettes une pincée de farine de moutarde.

Soulagez vos jambes

Vous souffrez des jambes ? Pour les soulager, faites un massage : **mettez vos deux mains en bracelet puis entourez ainsi votre cheville.** Remontez doucement jusqu'au genou. Renouvelez l'opération plusieurs fois.

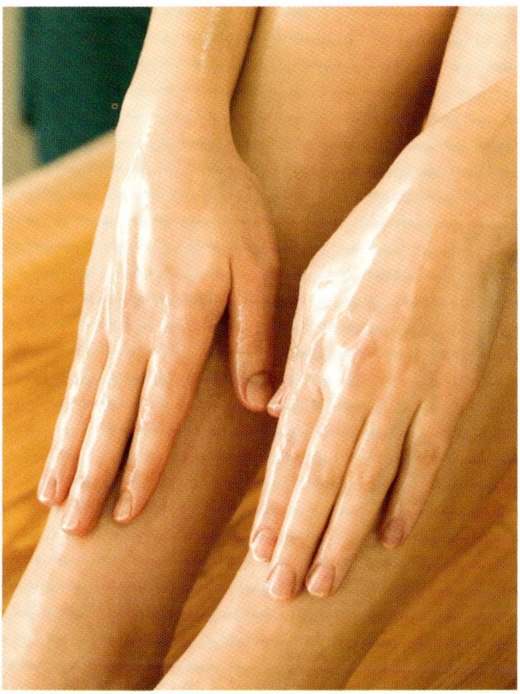

Pour soulager les jambes lourdes, massez-les.

Pour retrouver la légèreté

Pour avoir une sensation de légèreté dans vos jambes, faites des étirements du cou-de-pied. Debout, mettez un pied en arrière, plante du pied vers le plafond, orteils repliés sur la première articulation. Étirez bien la jambe en faisant porter un peu du poids de votre corps dessus (sans forcer !). Changez de pied. Recommencez 3 fois.

Va-nu-pieds !

Aussi souvent que vous le pouvez, marchez pieds nus. C'est un massage naturel excellent.

Tisane pour jambes légères

Le ginkgo biloba est un **tonique artériel et veineux** qui stimule la circulation. Il vous aidera à faire disparaître les sensations de lourdeur dans les jambes. Préparez une tisane avec 10 g de feuilles séchées par tasse d'eau bouillante. Laissez infuser durant 10 minutes. Prenez 2 ou 3 tasses par jour.

Jeu de ballon

Pour délasser en profondeur les jambes, vous avez besoin d'**un petit ballon pas trop gonflé avec lequel vous ferez les mouvements suivants.**

- Asseyez-vous par terre, jambes tendues, le ballon placé sous la jambe, au niveau du genou. Faites-le rouler doucement de gauche à droite et de bas en haut pour bien masser cet endroit.
- Faites ensuite rouler le ballon vers le mollet puis la cheville avant de le faire remonter vers la cuisse en massant ainsi doucement toute la jambe.

Enfants calmes

Les enfants ont eu une dure journée et sont un peu énervés ? **Massez-leur la plante des pieds avec une huile relaxante** : 25 ml d'huile de massage dans laquelle vous aurez ajouté 5 gouttes d'huile essentielle de lavande fine et 5 gouttes d'huile essentielle de vanille.

Les petits maux de la vie quotidienne

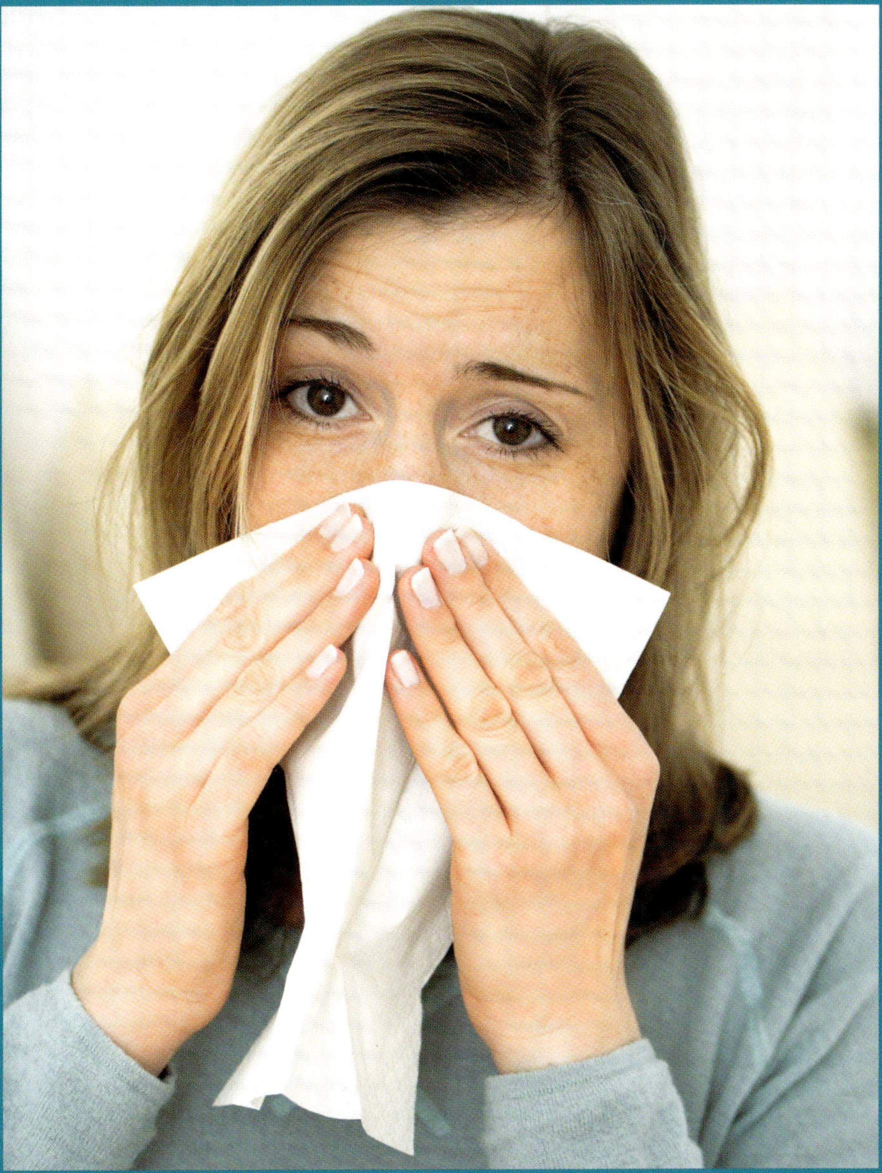

Les petites blessures

Doigt coincé !

Vous avez coincé votre doigt dans une porte. Faites immédiatement **une compresse avec de l'eau fortement vinaigrée** ; les douleurs cesseront et l'ongle ne deviendra pas bleu.

Saignements de nez

Lorsqu'une personne saigne du nez, il ne faut pas lui faire pencher la tête en arrière et lui mettre du coton dans les narines pour essayer d'arrêter les saignements. Au contraire, il faut **la faire asseoir et lui donner un petit récipient où le sang pourra s'écouler** lorsqu'elle penchera légèrement la tête en avant. Pour stopper l'écoulement, elle doit se pincer le nez pendant 15 minutes et respirer par la bouche. Si le saignement ne s'arrête pas, conduisez-la chez le médecin.

Coupé !

Le couteau a dérapé… vous vous êtes coupé et votre doigt saigne. **Faites vite bouillir une petite quantité d'eau**, laissez un peu tiédir, trempez un coton dedans et appliquez sur la blessure. Le saignement s'arrêtera. L'eau doit évidemment avoir bouilli pour éviter tout risque d'infection.

Brûlé !

Pour atténuer en quelques minutes la douleur causée par une brûlure, appliquez sur la blessure de la racine fraîche de grande consoude râpée ou bien **frottez la brûlure avec une pomme de terre coupée en deux.**

*Photo p. 105 :
Une petite coupure ? De l'eau bouillie arrêtera le saignement.*

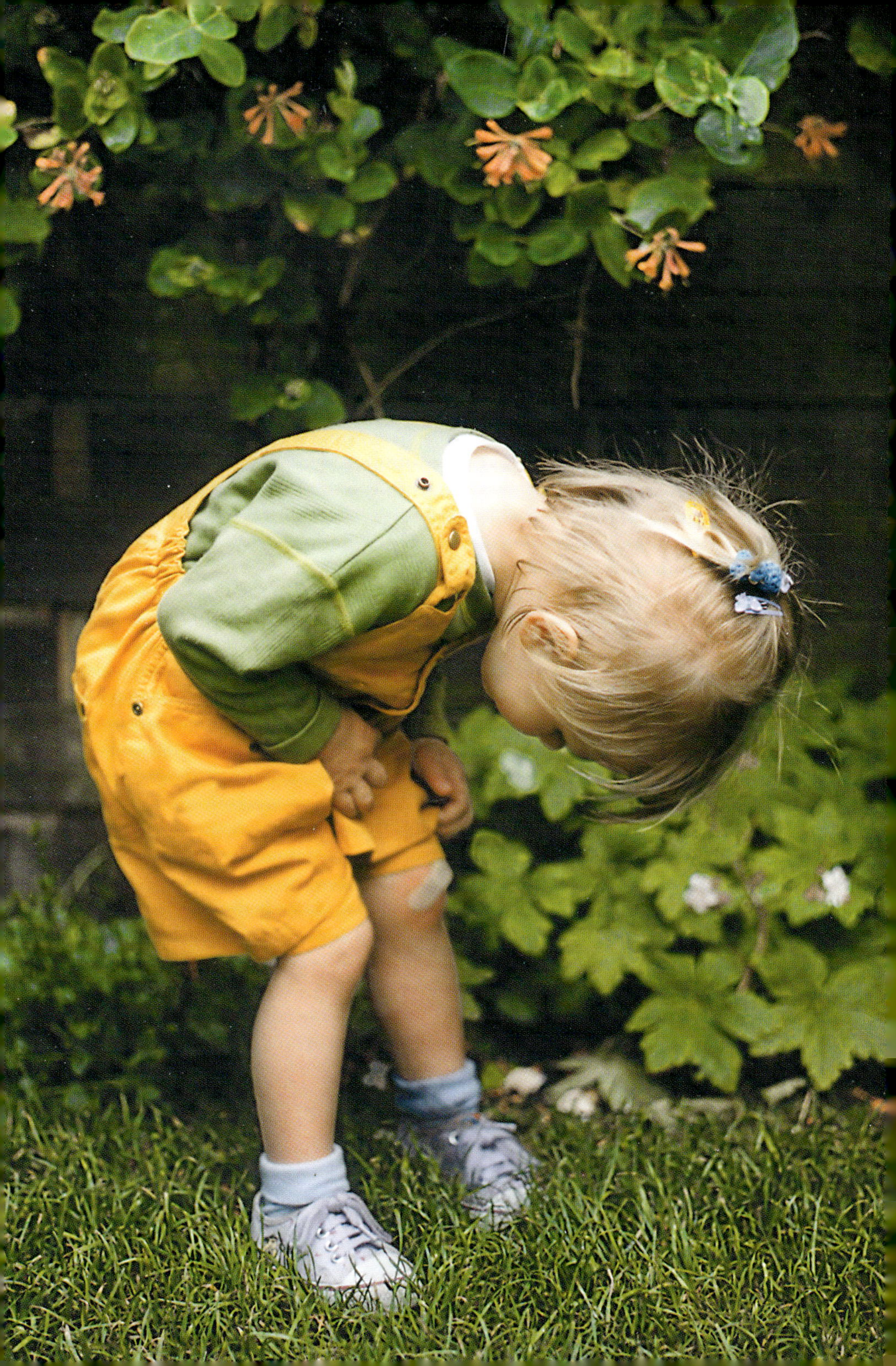

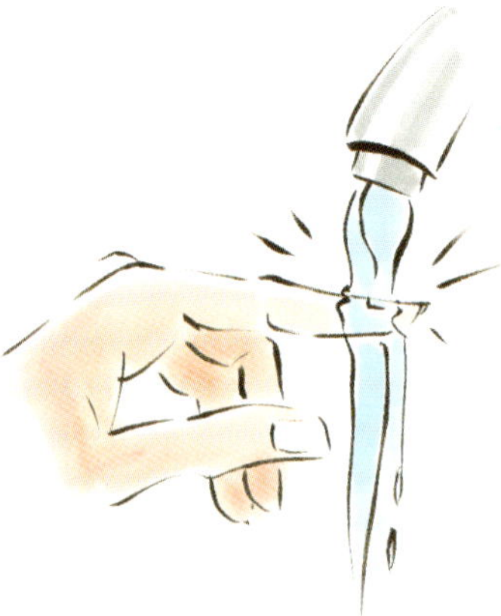

N'aggravez pas la brûlure

Pour calmer une brûlure, n'appliquez surtout pas de corps gras : faites simplement couler de l'eau froide. Si la brûlure est grave, allez tout de suite chez le médecin.

L'argile pour soigner les brûlures

Les brûlures qui sont traitées par l'argile guérissent vite et laissent moins de traces qu'avec d'autres procédés, surtout quand l'argile peut être appliquée immédiatement.

L'argile élimine les risques d'infection et absorbe toutes les impuretés pouvant se trouver dans la brûlure. Elle élimine aussi les cellules détruites et favorise la reconstitution cellulaire.

Du miel

Sur les brûlures, les applications de miel soulagent rapidement, évitent la formation de cloques et favorisent la cicatrisation.

Cataplasme de chou

Sur les coups de soleil et les brûlures légères, appliquez le plus rapidement possible sur la partie douloureuse **des feuilles de chou préalablement lavées** et maintenez-les par un bandage.

La pulpe de potiron ainsi que la pomme de terre râpée soulagent également la douleur et favorisent la cicatrisation.

Laissez le cataplasme en place jusqu'à la diminution de la douleur.

Petits maux de dents

Vous avez mal aux dents mais c'est un jour férié : impossible de trouver un dentiste ! En attendant le lendemain, **mâchonnez un clou de girofle** : il contient une essence qui est à la fois antiseptique et anesthésique.

Vous pouvez également imbiber un coton-tige avec de l'huile essentielle de noix de muscade et l'appliquer sur la dent qui vous fait souffrir.

Les problèmes intestinaux

Un bon transit

Si vous avez tendance à être constipé, récoltez 20 g de fleurs de pêcher, laissez infuser toute la journée dans 300 ml d'eau bouillante. Filtrez la préparation et faites fondre 500 g de sucre en poudre. Prenez 2 **cuillerées à soupe de ce sirop de fleurs de pêcher avant de vous coucher.**

Tisane anisée

L'anis favorise la digestion, évite les flatulences de l'intestin et de l'estomac. À prendre après chaque repas. Faites bouillir 1/2 litre d'eau et versez sur 10 g d'anis vert, 3 étoiles de badiane, le zeste d'un demi-citron. Laissez infuser 3 minutes.

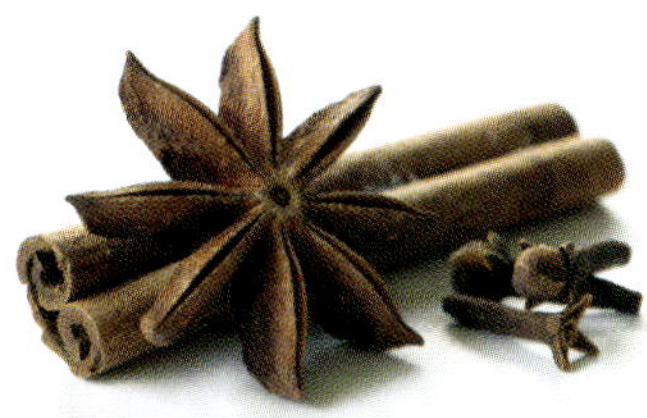

La badiane, ou anis étoilé, facilite la digestion et lutte contre l'aérophagie.

Intestins fragiles

Pour les problèmes de diarrhées, vous pouvez **consommer du riz, de la confiture de coings ou bien de la pulpe de pommes** (500 g) après les avoir pelées et débarrassées des pépins. Consommez cette quantité de pulpe dans la journée en la fractionnant en 5 fois.

Vin de camomille

Dans 1 litre de vin blanc sec, faites macérer pendant 10 jours 10 g de fleurs de camomille romaine. Filtrez. Selon votre goût, vous pouvez ajouter un peu de sucre. **Prenez 1 cuillerée en cas de digestion difficile.** La camomille fait partie des plantes les plus employées ; elle combat les flatulences.

L'eau de riz

En cas de diarrhée, **buvez de l'eau de riz comme solution de réhydratation.** Elle est parfaitement tolérée, notamment par les enfants. Faites bouillir 30 g de riz dans 1 litre d'eau pendant 30 minutes. Enlevez le riz, récupérez l'eau que vous sucrerez légèrement avec du miel. Buvez abondamment, par petites doses.

Nettoyage interne

Pour favoriser le transit, prenez **1 cuillerée à soupe d'huile d'olive une demi-heure avant le petit déjeuner.** Vous pouvez également manger des pruneaux que vous aurez mis à tremper la veille dans un peu d'eau. Buvez aussi le jus ainsi obtenu.

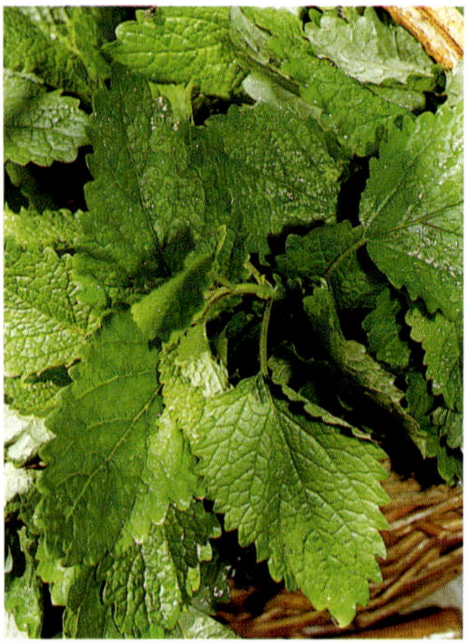

La mélisse, à l'odeur exquise, est utilisée depuis l'Antiquité.

Eau digestive

De la mélisse, plante mellifère dont les feuilles fraîches, froissées entre les doigts, exhalent une forte odeur citronnée, **nos grands-mères faisaient une eau digestive.** Elles prenaient cette eau digestive sous forme de goutte sur un sucre. Faites macérer, pendant 8 jours, 60 g de feuilles sèches de mélisse, 15 g de zeste de citron, une pincée de noix muscade, une pincée de graines de coriandre, 1 pincée de clous de girofle, 1 pincée de cannelle en poudre dans 1 litre d'eau-de-vie. Filtrez et mettez en flacon. L'infusion de mélisse (15 g de feuilles et sommités fleuries dans 1 litre d'eau bouillante) est aussi efficace contre les spasmes de l'intestin ou de l'estomac.

Bouillon d'herbes

Ce bouillon d'herbes, savoureux, aide à la digestion. Faites bouillir pendant 2 heures, dans 2 litres d'eau, les herbes suivantes : 60 g d'oseille, 30 g de laitue, 15 g de cerfeuil, 15 g de poireau. Ajoutez du sel.

Toux et rhumes

Stop à la toux !

Si vous toussez la nuit et que vous n'avez pas de sirop, vous pouvez prendre **1 cuillerée de miel** mélangée à la même proportion de vinaigre de cidre.

Inhalation pour les rhumes

Pour soulager **les rhumes de l'adulte et ceux des enfants de plus de 12 ans, faites cette fumigation aux huiles essentielles 3 fois par jour pendant 5 minutes.** Dans un bol d'eau très chaude, versez 3 gouttes d'huile essentielle de lavande (*L. angustifolia*),

À vos souhaits !

Pour stopper
un éternuement intempestif,
pressez fortement la langue
contre le palais.

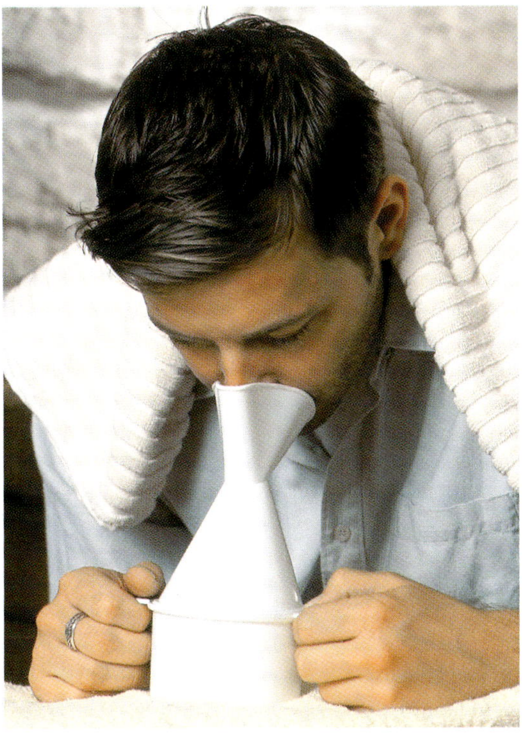

Les fumigations humectent les muqueuses des voies respiratoires et fluidifient les glaires.

3 gouttes d'eucalyptus (*E. radiata*), 3 gouttes de romarin (*R. officinalis*), 3 gouttes de pin (*P. sylvestris*). Sous une serviette, respirez les vapeurs en alternant respiration par le nez, expiration par la bouche et inhalation par la bouche, expiration par le nez.

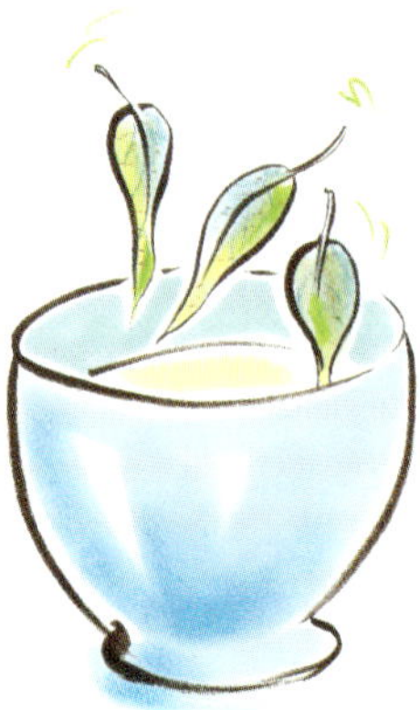

Lait à la sauge

Pour stopper un rhume à son début, **buvez un lait chaud à la sauge.** Portez 1 tasse de lait à ébullition puis faites infuser 3 feuilles de sauge pendant 5 minutes. Filtrez.

Sirop de bourgeons de pin

Grâce aux résines balsamiques qu'ils renferment, **les bourgeons de pin soulagent les affections de l'appareil respiratoire.** Vous pouvez préparer un sirop dont vous prendrez 2 ou 3 cuillerées par jour. Laissez macérer 60 g de bourgeons de pin sylvestre dans 50 ml d'eau-de-vie pendant 1 heure. Ajoutez 1/2 litre d'eau bouillante puis laissez reposer une nuit. Filtrez, pesez. Versez le même poids en sucre, faites chauffer au bain-marie en remuant jusqu'à obtenir une consistance sirupeuse. Laissez refroidir et mettez en bouteille.

Nez bouché

Mettez quelques gouttes de citron (non traité) dans chaque narine – à renouveler plusieurs fois par jour.

Gargarisme au navet

Littré qualifie le navet de plante « pectorale et adoucissante dans les irritations pulmonaires ». Certains ténors de l'opéra absorbaient **un bouillon de navets concentré** avant d'entrer en scène **pour se clarifier la voix.**

Coupez deux navets en rondelles, mettez-les dans une casserole avec 3/4 de litre d'eau et faites cuire pendant 15 minutes. Recueillez le jus à l'aide d'une passoire et faites des gargarismes.

Piqûres d'insectes et de plantes

Moustique, tu piques !

Contre les démangeaisons des piqûres de moustique, **appliquez sur les boutons du vinaigre à l'aide d'un coton**. Vous pouvez également frotter un oignon coupé en deux sur les piqûres.

Piqûres d'ortie

Frottez les endroits douloureux avec des feuilles froissées d'oseille, de plantain ou de lierre.

Les bonnes feuilles du jardin

Beaucoup de feuilles du jardin soulagent les piqûres d'insectes. Après avoir enlevé le dard (s'il y en a un), **frottez la piqûre avec des feuilles froissées** de lavande, de cerfeuil, de basilic, de cassis, de chou, de mauve, de noyer ou de persil. L'ail est également bénéfique, ainsi qu'une tête de poireau coupée en deux.

Éloignez les insectes

Vous pouvez éloigner les guêpes en frottant toutes les parties du corps exposées (mains, bras, jambes, cou) **avec des feuilles de tomates que vous aurez froissées**. Pensez-y avant de partir pour un pique-nique auquel participent des enfants… N'oubliez pas la crème à la citronnelle avant un dîner au jardin pour tenir les moustiques en respect ni les bougies à la citronnelle qui éloignent les indésirables.

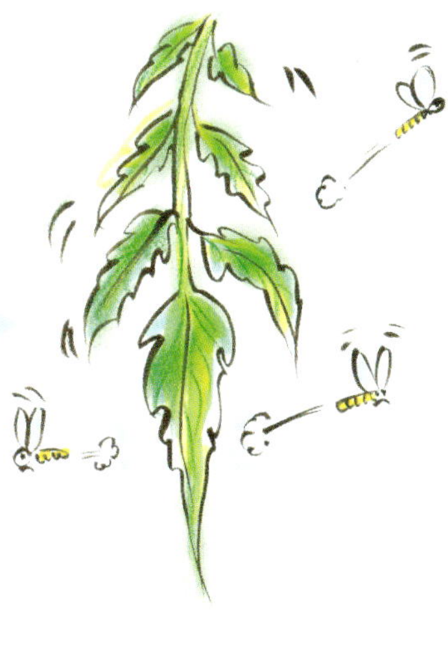

Piqûre d'araignée

Lavez d'abord la piqûre au vinaigre chaud. Écrasez ensuite **une gousse d'ail que vous appliquerez sur la piqûre** en la maintenant avec une compresse de gaze. Changez deux fois par jour ce pansement.

La chasse aux microbes

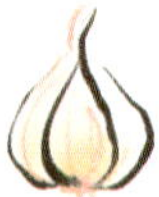

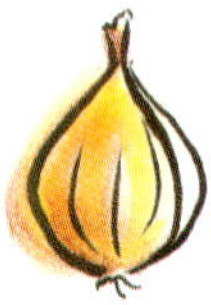

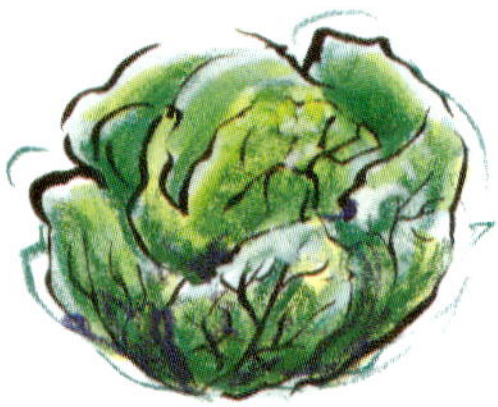

Antibiotiques naturels

Certains légumes sont **de très bons antibiotiques naturels comme l'ail, l'oignon et le chou**, que l'on consommera crus. Parmi les oligo-éléments, le cuivre est utile dans la lutte contre les infections et le mélange cuivre-or-argent augmente la résistance générale de l'organisme.

À la diète

En cas de fièvre, mettez-vous à la diète. Dans ce cas, **mieux vaut en effet manger peu et boire le plus possible**. Ainsi, on évite de donner un travail supplémentaire à l'organisme occupé à combattre les microbes indésirables et, en buvant, on favorise les phénomènes d'élimination rénale.

Senteurs bénéfiques

Lorsque vous vous trouvez dans l'entourage d'une personne enrhumée, **mettez dans votre autocuiseur des feuilles de thym dans de l'eau** et laissez tourner la soupape quelques minutes. Vous pouvez également mettre quelques gouttes d'huile essentielle de thym dans vos saturateurs ou sur un diffuseur. Le thym désinfecte les pièces et, de plus, soulage les voies respiratoires.

Air sain

Pour assainir la chambre d'un malade, mettez dans le saturateur du radiateur **quelques cuillerées de vinaigre de cidre.**

Dynamisme et tonus

Vinaigre au miel

Contre la déminéralisation, la fatigue, l'hypertension, les infections microbiennes, buvez deux fois par jour un verre d'eau minérale dans lequel vous aurez ajouté **2 cuillerées à café de vinaigre de cidre et 2 cuillerées à café de miel.**

Du tonus

Vous vous sentez faible, anémié ? **Faites une cure de figues et d'abricots secs.** Pendant 15 jours, prenez dans la matinée 50 g de figues et 50 g d'abricots. Ces fruits renferment de nombreuses vitamines (A, B, C), du calcium et du fer.

Gloire au cresson !

Dans l'Antiquité, on donnait du cresson aux jeunes soldats comme fortifiant pendant les marches pénibles. Pensez-y !

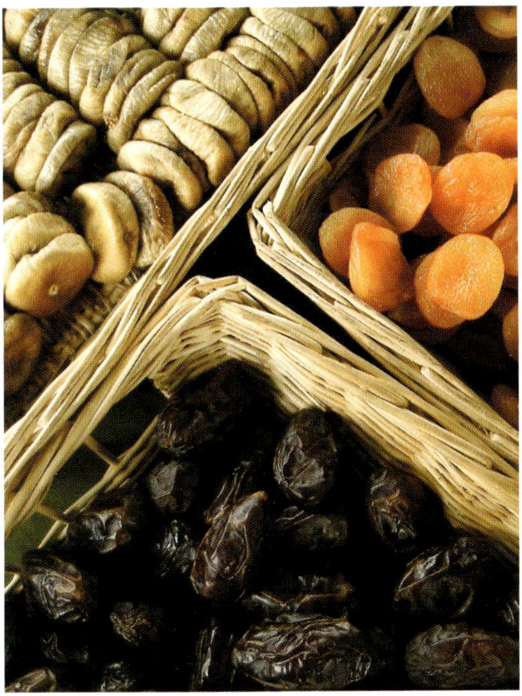

Les fruits secs sont excellents pour la vitalité.

Cure de pollen

Faites une cure en début de chaque saison **pour stimuler l'énergie physique et intellectuelle** (entre 2 et 4 cuillerées par jour). Les enfants peuvent également faire cette cure (1 cuillerée à café le matin) qui a des effets favorables sur la croissance et contre la fatigue.

Gelée royale

Pour augmenter la vitalité, passer l'hiver sans ennuis et voir la vie plus souriante (la gelée royale est réputée pour agir également sur l'humeur), **faites une cure de 1 à 3 mois dès le début de l'automne.** Elle est recommandée à tout le monde : enfants, adultes et personnes âgées.

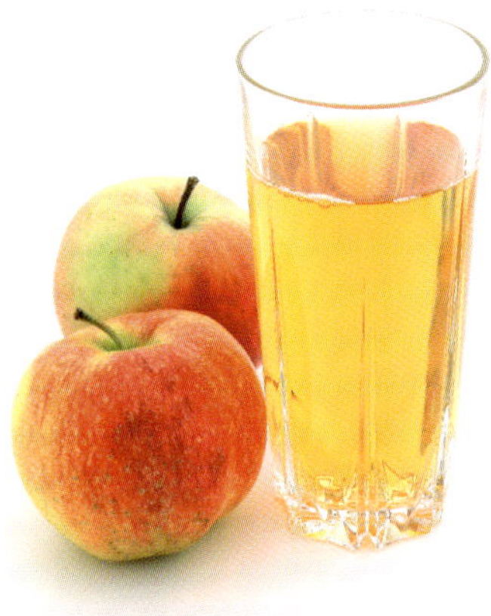

Buvez tous les matins un grand verre de jus de pomme frais et votre fatigue s'évanouira.

Tisane contre la fatigue

Menthe et sarriette sont **les plantes alliées des personnes fatiguées car elles sont très toniques.** Faites infuser 1 petite cuillerée à café de chaque plante dans 1/2 litre d'eau bouillante pendant 8 minutes. Buvez 3 tasses par jour.

Infusion de romarin

L'infusion de romarin, préparée avec des rameaux séchés, est un stimulant général de l'organisme. **Il tonifie les organes digestifs et augmente la sécrétion de la bile.** Faites infuser pendant 15 minutes 15 g de feuilles séchées de romarin dans 1 litre d'eau bouillante. Filtrez et sucrez éventuellement selon votre goût. Buvez plusieurs tasses de cette tisane dans la journée

Huile camphrée à l'ail

Si vous êtes fatigué, **demandez à votre conjoint de vous masser le dos avec cette huile.** En cas de bronchite, cette même huile sera bénéfique, utilisée en friction sur la poitrine. Écrasez 10 gousses d'ail, mélangez-les à 100 ml d'huile camphrée. Laissez macérer pendant toute la nuit. Filtrez.

Vin au romarin

Pour vous débarrasser de la fatigue, **préparez ce vin de romarin tonique** dont vous prendrez, après chaque repas, un petit verre à porto. Dans 1 litre de vin rouge, laissez macérer 50 g de romarin pendant 3 jours.

Massage des oreilles

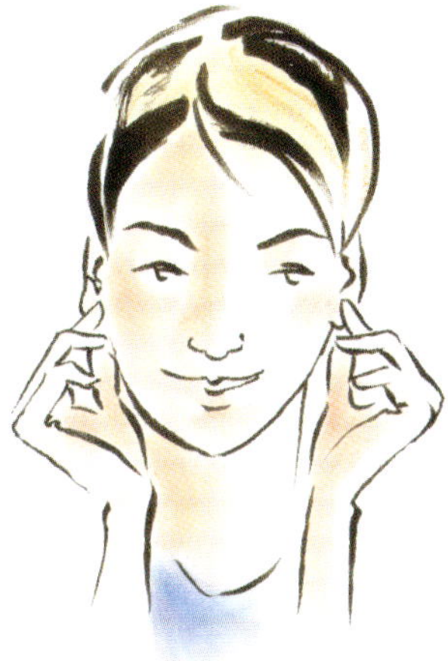

L'oreille est une zone réactive qui agit sur tout le corps. **Le massage des oreilles est tonifiant.** Massez doucement pendant 4 minutes en commençant par le lobe et en remontant par le bord extérieur jusqu'au sommet de l'oreille. Puis redescendez par le bord intérieur (côté joue) jusqu'au lobe.

Sous le soleil...

Préparez vos vacances au soleil

Mangez sainement, consommez légumes et fruits, buvez beaucoup d'eau. Il existe des gélules **qui compensent les manques en vitamines et préparent la peau à l'exposition solaire.** L'idéal est de prendre ces gélules deux semaines avant le départ, de continuer sur place et au retour afin de prolonger le hâle.

Coup de soleil

Pour calmer les brûlures occasionnées par les coups de soleil, passez sur les endroits douloureux de **fines**

rondelles de pommes de terre crues. vous pouvez également appliquer de l'**eau vinaigrée** ou du **jus de concombre** (voire des rondelles). Autre solution : un cataplasme de **yaourt.**

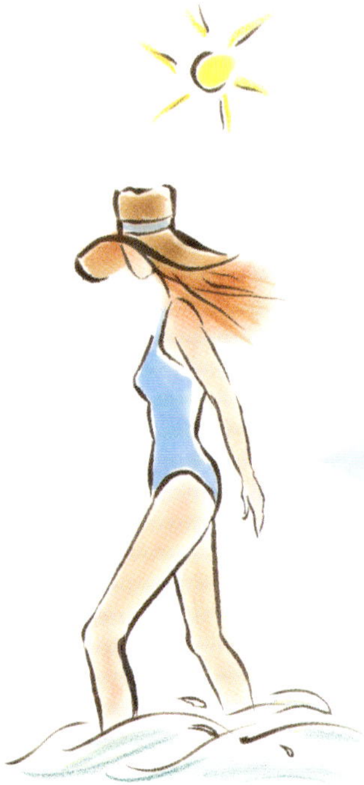

Amis de la peau

Certains aliments facilitent le bronzage **comme le jus de carotte frais, les tomates assaisonnées à l'huile d'olive, les fruits** tels que les abricots, les pêches jaunes, les oranges. La levure de bière en paillettes à saupoudrer est également à conseiller car elle contient de la vitamine B.

Bronzez intelligent

Interrompez régulièrement vos bains de soleil par **des marches bénéfiques** (l'idéal serait de marcher dans l'eau). Sous le soleil, mieux vaut bouger, la peau brûle moins.

Bain au bicarbonate

Pour soulager en douceur les brûlures causées par une trop longue exposition au soleil, **détendez-vous pendant un bon moment dans un bain d'eau tiède** (plus froide que chaude) à laquelle vous aurez ajouté 250 g de bicarbonate de soude.

Peau apaisée

Pensez à faire une brumisation d'eau minérale ou d'eau florale (rose, hamamélis...) après une exposition au soleil : **cela apaise et procure une agréable sensation de bien-être.** Essuyez délicatement puis appliquez une crème hydratante.

Photo p. 117 :
Lors des fortes chaleurs, rafraîchissez-vous en vaporisant de l'eau minérale sur votre visage.

Question d'habitude

N'attendez pas d'être sur la plage pour mettre de la crème solaire. **Appliquez-la au moins un quart**

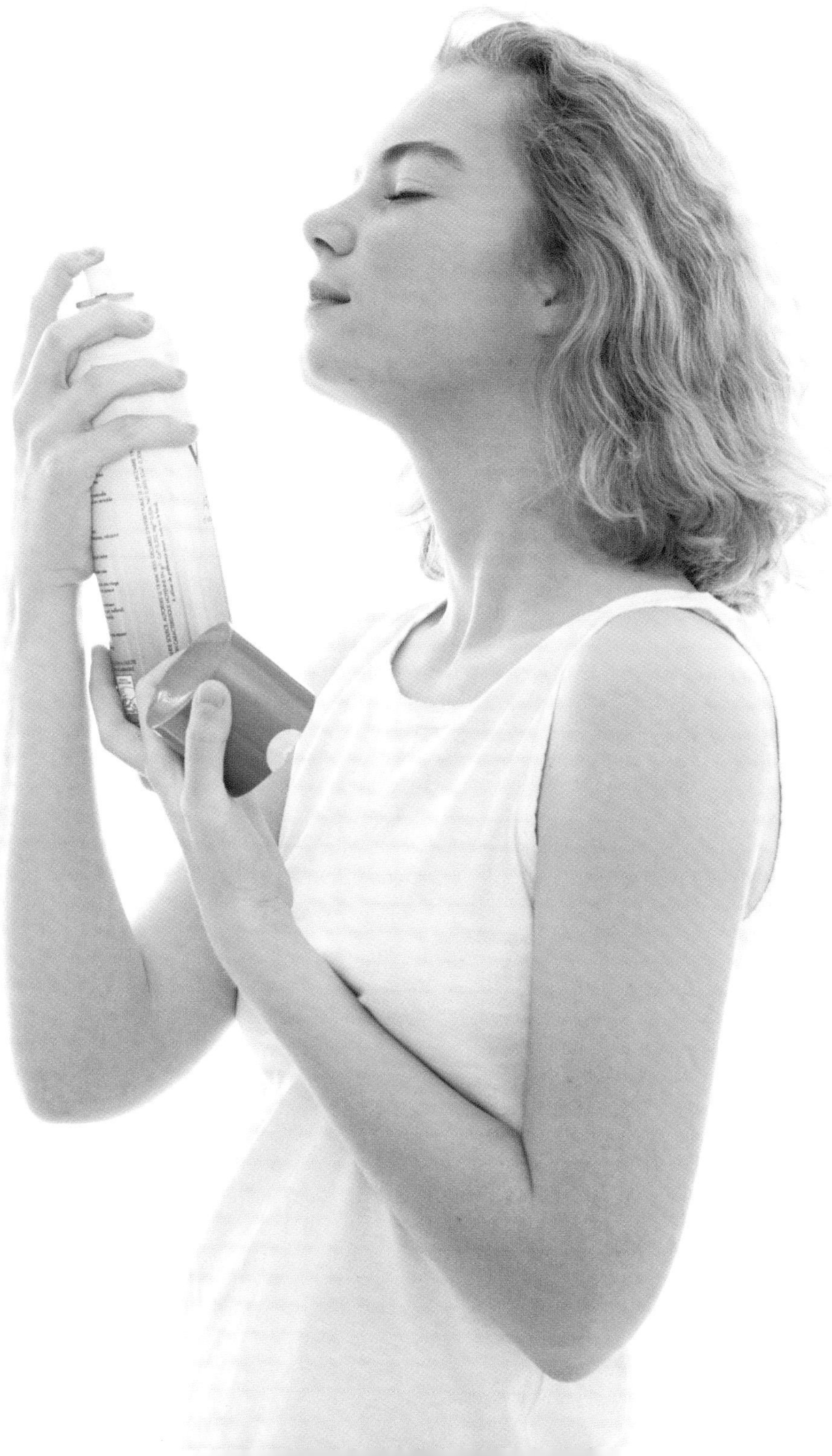

d'heure avant de vous exposer pour lui laisser le temps d'imprégner les couches supérieures de l'épiderme et bien l'habituer à ce nouveau produit.

Les enfants au soleil

Pas d'exposition au soleil pour les bébés. **La meilleure protection pour les enfants un peu plus âgés se compose d'un tee-shirt et d'un chapeau.** S'ils portent des casquettes, appliquez de l'écran total sur la nuque et les oreilles, souvent mal protégées. Mettez-en régulièrement. Comme pour les adultes, évitez la plage aux heures où le soleil est au zénith (entre 11 h et 16 h).

Plan de bronzage

Exposez-vous au soleil très progressivement : 15 minutes, puis 20, 30, 40, etc. Évitez l'exposition entre 11 h et 16 h.

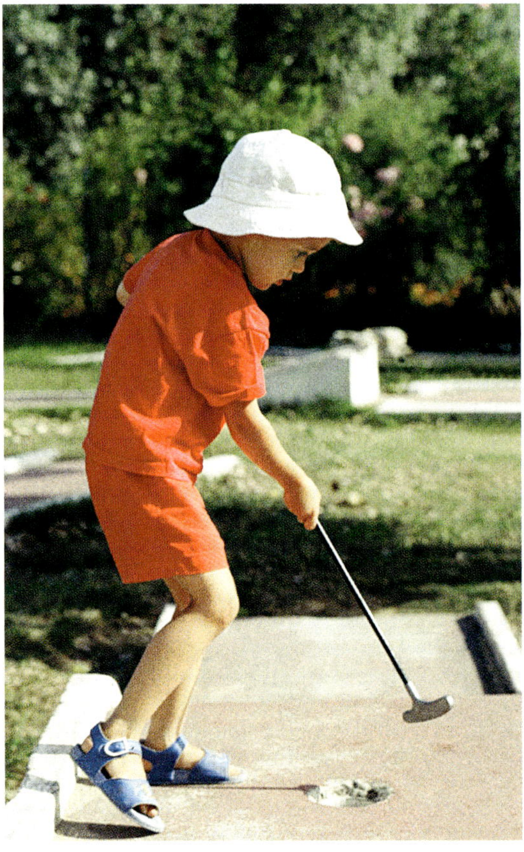

Protégez bien les enfants des méfaits du soleil : chapeau, tee-shirt et écran total.

Tracas quotidiens

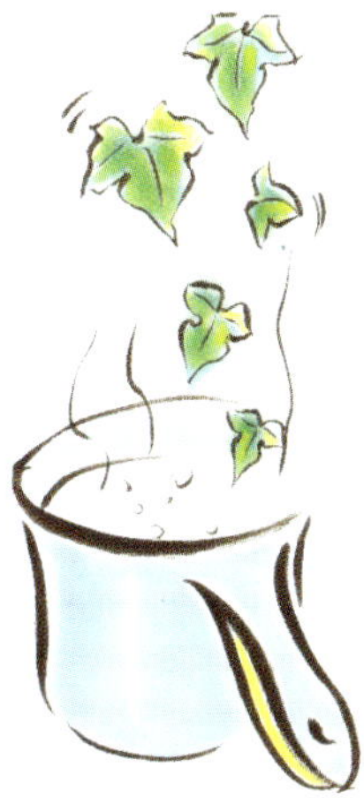

Vilaine peau d'orange

Une décoction de lierre grimpant est efficace contre la cellulite et sa vilaine peau d'orange. **Préparez une décoction avec 200 g de feuilles de lierre et 1 litre d'eau.** Laissez cuire pendant 3 heures à feu doux. Imbibez des compresses de cette décoction encore chaude et appliquez aussitôt sur les zones atteintes par la cellulite.

Prévenir les vergetures

À cause d'une prise de poids trop rapide, lors d'une grossesse par exemple, les tissus se craquellent. Pour éviter ces vergetures qu'il est ensuite impossible de faire disparaître, **frottez votre corps, après la douche ou le bain, avec de l'huile camphrée.**

Calmer les aphtes

Mâchez un bout de tige de rhubarbe pour calmer les aphtes qui vous dérangent. **Le jus acide que vous extrairez est astringent.** Vous pouvez également **mâcher des myrtilles car ces baies sont antiseptiques et astringentes.** Mâchez lentement et conservez le jus dans la bouche le plus longtemps possible. Vous pouvez aussi saupoudrer un peu de bicarbonate de soude sur les aphtes (4 fois par jour).

Perte de mémoire

La mémoire s'entretient, se travaille. **Forcez-vous à apprendre**, chaque jour, une strophe de poème. Mangez également des aliments qui contiennent du **phosphore**, cela vous aidera à avoir un peu plus d'attention (poisson, fruits secs).

Contre la cellulite

Les feuilles de cassissier utilisées en infusion, à raison de 25 g pour 250 ml d'eau, sont excellentes pour lutter contre la cellulite.

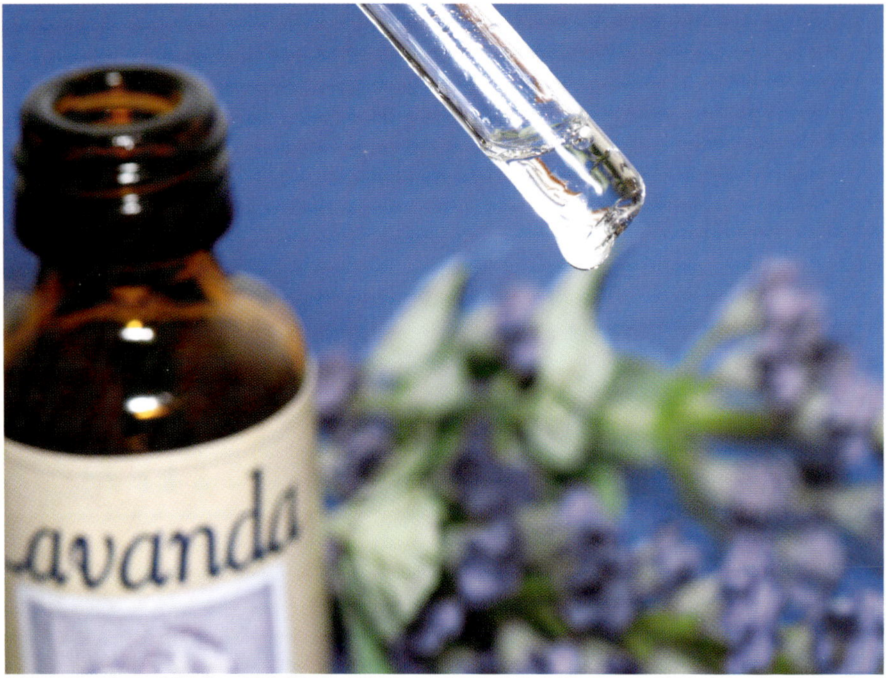

Quelques gouttes de lavande pour faire fuir les poux...

Mélange anti-moustiques

Dans un diffuseur d'arômes, ajoutez 10 gouttes d'huile essentielle de citronnelle et 5 gouttes d'huile essentielle de géranium à un peu d'eau.

Contre les poux

Les poux sont dans toutes les écoles. **Pour prévenir leur apparition, faites régulièrement des frictions du cuir chevelu** avec quelques gouttes d'huile essentielle de lavande et rincez, après chaque shampooing, la tête de vos chers chérubins avec cette préparation (3 cuillerées à soupe dans la dernière eau de rinçage) : 5 ml d'huile essentielle de lavande, 80 g de fleurs de tanaisie, 750 ml de vinaigre de cidre. Laissez macérer pendant 15 jours, filtrez puis mettez en bouteille.

Mal des transports

Pour prévenir les nausées en voyage, avant le départ, pensez à masser légèrement vos tempes avec une goutte d'huile essentielle de menthe poivrée. Prévoyez aussi un peu d'alcool à prendre sur un sucre.

Arrêter le hoquet

Radical pour faire passer le hoquet : **buvez doucement un verre d'eau à l'envers** (la bouche placée sur le côté du verre le plus éloigné de vous), en vous penchant tête vers le bas et en bloquant votre respiration.

Plus de torticolis

L'huile de marjolaine a une **action anti-douleur intéressante en massage** sur les torticolis, douleurs rhumatismales, tendinites, entorses. Versez 30 gouttes d'huile essentielle de marjolaine dans 250 ml d'huile d'olive vierge. Mettez dans un flacon opaque et conservez au frais.

Contre les lumbagos

Frictionnez les endroits douloureux avec de l'huile de genièvre (50 g de baies concassées macérées 8 jours dans 1/4 de litre d'huile d'olive).

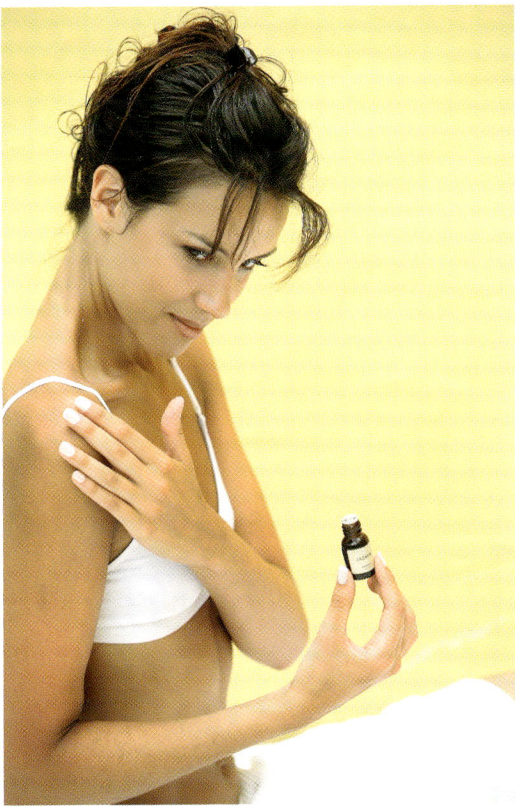

Un massage à l'huile de marjolaine soulage bien des douleurs.

Verrues virées !

L'ail est un remède populaire contre les verrues et les cors. Le soir, au coucher, **appliquez sur le cor une tranche d'ail cru**, maintenez-la bien en place avec du sparadrap, gardez ainsi toute la nuit. Le matin, prenez un bain de pieds. Renouveler ces applications jusqu'à ce que la corne du cor, rongée par l'ail et ramollie par les bains, puisse être retirée.

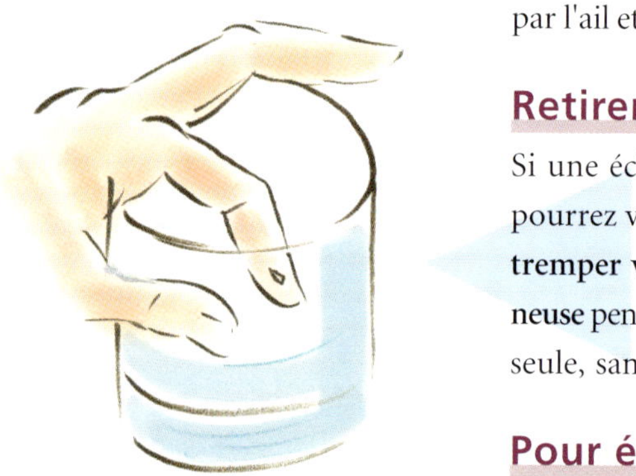

Retirer une écharde

Si une écharde est entrée dans votre doigt, vous pourrez vous en débarrasser facilement **en faisant tremper votre doigt dans de l'eau chaude savonneuse** pendant quelques minutes. Elle s'enlèvera toute seule, sans que vous ayez à faire quoi que ce soit.

Pour éviter les ampoules

Vous avez l'habitude de faire du jogging ou vous projetez une longue randonnée ? Un truc tout simple pour éviter les ampoules : **enduisez les parties stratégiques de vos pieds avec de la vaseline.** C'est ce que font les professionnels.

Mauvais goût

Si un médicament a trop mauvais goût, prenez un glaçon et **faites-le fondre dans la bouche de l'enfant** : le froid anesthésiera le palais et le mauvais goût sera beaucoup moins perceptible (attention toutefois à ceux qui ont des douleurs aux gencives et des dents fragiles).

L'enfant et les médicaments

Les enfants ont parfois des difficultés à avaler leurs médicaments sans les croquer. Piquez des cachets **dans des rondelles de bananes bien mûres**, cela passera tout seul.

Infusions et décoctions

Aérophagie

Infusion d'angélique

Après les repas, prenez une infusion de racines d'angélique. Versez 5 g dans une tasse d'eau bouillante et laissez infuser 10 minutes.

Angine

Gargarisme à la sauge

Préparez une décoction de feuilles de sauge (4 cuillerées à soupe de feuilles fraîches de sauge ou 3 sèches dans 1 litre d'eau, laissez bouillir pendant 5 minutes). Laissez ensuite infuser pendant 8 minutes, puis filtrez. Utilisez cette décoction encore chaude en gargarisme pour soulager les maux de gorge.

Décoction d'aubépine

Versez 50 g de baies d'aubépine dans 1 litre d'eau et portez à ébullition. Lorsqu'elle aura tiédi, gargarisez-vous avec cette décoction.

Gargarisme au thé

Vous pouvez également vous gargariser avec un thé noir bien fort mélangé avec le jus d'un citron.

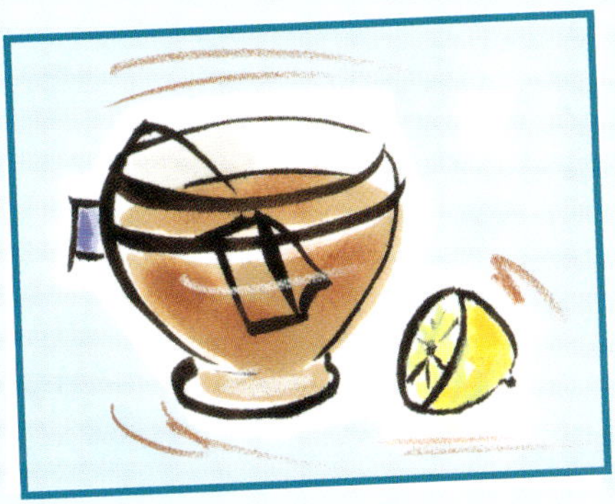

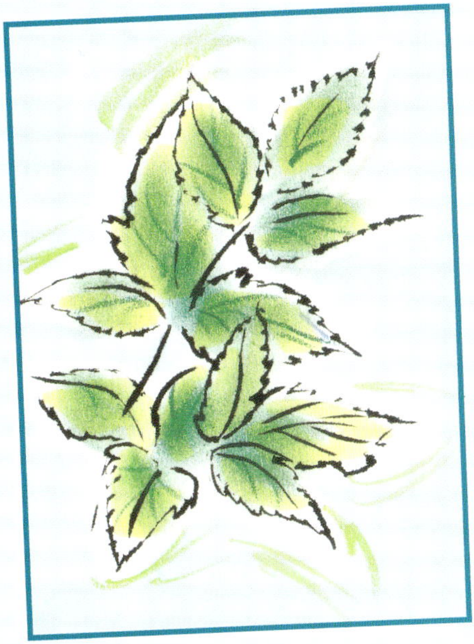

Aphte

Bain de bouche au basilic

Préparez une décoction avec 3 à 5 g de basilic pour une tasse d'eau. Faites de bains de bouches plusieurs fois par jour.

Bronchite

Infusion de capucine

Faites infuser 30 g de feuilles de capucine dans 1 litre d'eau frémissante. Buvez une tasse de cette infusion 2 ou 3 fois par jour.

Infusion d'origan

Laissez infuser 10 g de sommités fleuries d'origan pour 1 litre d'eau frémissante. Buvez 3 tasses par jour.

Digestion

Infusion de menthe

Un grand classique ! Grâce à ses huiles essentielles, la menthe est utilisée dans les cas de digestion difficile. Parmi les nombreuses menthes, la menthe poivrée est celle qui a la senteur la plus forte. Faites infuser 10 g de feuilles de menthe pendant 7 à 8 minutes dans 1 tasse d'eau bouillante. Sucrez selon votre goût. Prenez 1 tasse après les repas.

Grippe

Infusion de thym

Le thym est essentiellement utilisé contre la toux, le rhume, la bronchite et la grippe. Pour une agréable tisane, mettez une dizaine de petites branches avec leurs feuilles dans 1 litre d'eau bouillante. Sucrez avec du miel et buvez après chaque repas.

Maux de tête

Infusion de camomille

Cette infusion apaise également les personnes nerveuses ou stressées. Versez de l'eau bouillante dans une tasse contenant 2 cuillerées à café de fleurs de camomille. Laissez infuser en couvrant la tasse. Filtrez et buvez.

Infusion de lavande

La lavande est recommandée pour les migraines et les vertiges. Il faut en boire 3 tasses par jour entre les repas pour obtenir le soulagement désiré. Faites bouillir 1 tasse d'eau. Mettez 1 cuillerée à café de fleurs de lavande à infuser dans l'eau pendant 10 minutes. Filtrez.

Rhume

Infusion de feuilles de figuier

Dès les premiers froids, drainez vos voies respiratoires afin de prévenir les rhumes et les bronchites avec une infusion de feuilles de figuier. Dans 1/2 litre d'eau bouillante, plongez 15 g de feuilles de figuier. Laissez infuser 10 minutes. Filtrez puis buvez.

Décoction d'aromatiques

Pour prévenir un rhume, buvez de temps en temps, au cours de la saison froide, une décoction de feuilles de thym, de feuilles de romarin, de feuilles de sarriette, de cannelle. Faites bouillir 2 à 3 minutes les plantes ensemble (à raison de 1 cuillerée à soupe de plantes par tasse). Ajoutez 1 clou de girofle. Laissez infuser 10 minutes, filtrez. Sucrez avec du miel puis ajoutez le jus d'un citron.

Infusion de bourrache

Cette tisane à la belle couleur bleutée, très douce, est recommandée en cas de rhume ou d'état grippal. Elle provoque une forte transpiration. Laissez infuser 40 g de fleurs de bourrache très peu de temps (1 à 2 minutes) dans 1 litre d'eau frémissante. Filtrez et sucrez à votre convenance.

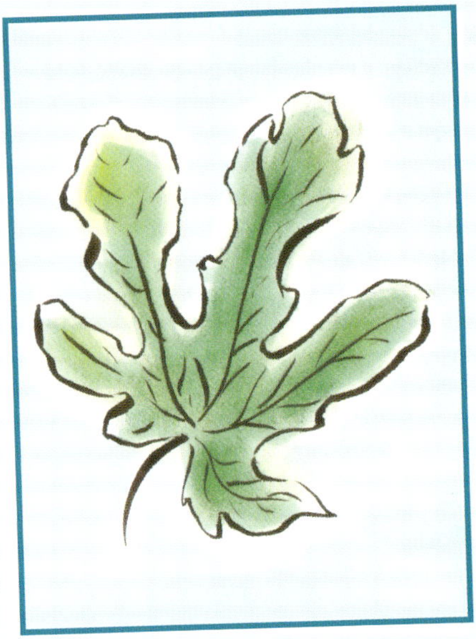

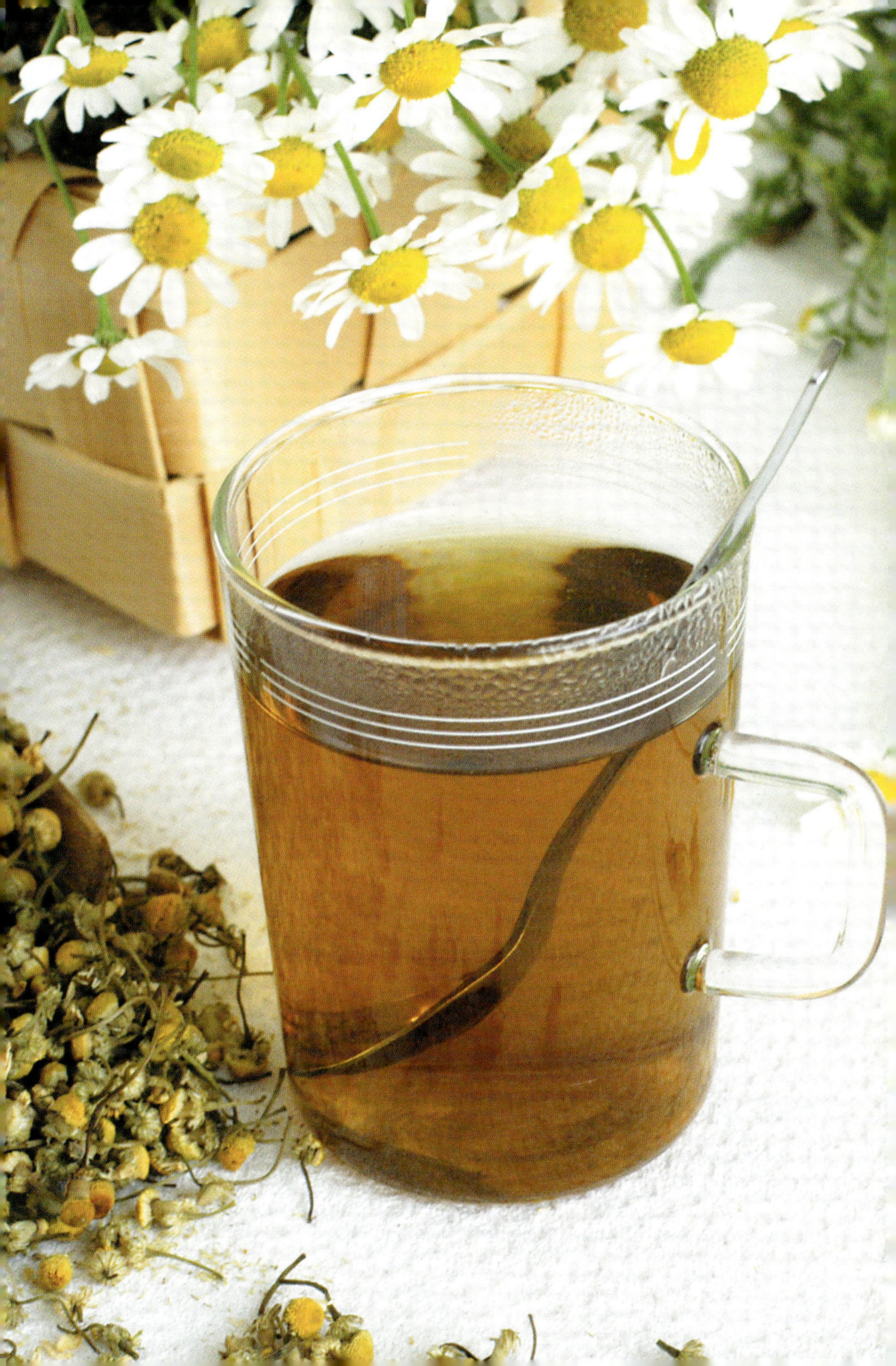

Index

Crédits photographiques

Photos Fotolia : © Silvia Jansen/Fotolia.com : p. 7, 20 – © Tyler Olson/Fotolia.com : p. 16 – © Steve Lovegrove/ Fotolia.com : p. 17 – © Hannes Eichinger/Fotolia.com : p. 21 – © Pekka Jaakkola/ Fotolia.com : p. 22 – © Waugi/Fotolia.com : p. 23 – © Ewa Brozek/Fotolia.com : p. 24, 44 – © Ritu Jethani/ Fotolia.com : p. 25 – © Benjamin Kôther/Fotolia.com : p. 27 – © Philippe Devanne/ Fotolia.com : p. 48 – © Alexander Bedoya/Fotolia.com : p. 51 – © Dominique Ducouret/Fotolia.com : p. 55 – © Only_alone/Fotolia.com : p. 58 ht – © Yuri Davidov/Fotolia.com : p. 58 bas – © Bluestocking/ Fotolia.com : p. 63 – © Daphné Bourgoing/Fotolia.com : p. 69 – © Rebecca Picard/Fotolia.com : p. 70 – © Thierry Hoarau/Fotolia.com : p. 73 – © Véronique El Youssfi/Poret/Fotolia.com : p. 81 – © Liv Friis-larsen/Fotolia.com : p. 86 – © Mauricio Jordan De Souza Coelho/Fotolia.com : p. 93 – © Nicholas Sutcliffe/Fotolia.com : p. 96 – © Iryna Kurhan/Fotolia.com : p. 99 – © Nikolay Suslov/ Fotolia.com : p. 101 – © Twixx/Fotolia.com : p. 105 – © Esther Seijmonsbergen/Fotolia.com : p. 107 – © Jacques Palut/Fotolia.com : p. 113 – © Maciej Mamro/Fotolia.com : p. 114 – © Cristina Fumi/Fotolia.com : p. 120 – © Udo Kroener/Fotolia.com : p. 125.

Photos Photononstop : © Mauritius/Photononstop : p. 11 – © Éric Audras/Photononstop : p. 15 – © P. Jordan/Photononstop : p. 34, 83 – © J.-C. Gérard/Photononstop : p. 49 – © Santa Clara/ Photononstop : p. 75, 89, 121 – © J-C.&D. Pratt/Photononstop : p. 79.

Photos Sunset : © Fotex/Sunset : p. 103 – © Diagentur/Sunset : p. 84 – © Moulu Philippe/Sunset : p. 109.

Photo Bios : © Laba/Bios : p. 62.

Photo Corbis Sygma : © Baumgartner Olivia / Corbis Sygma : p. 117.

Photos Phovoir : p. 9, 29, 67, 91, 118.

Photos Rustica : © F. Boucourt/Rustica : p. 33 (potager de St-Jean-de-Frenelles), 54 (Le Bois Pinard) © É. Brenkle/Rustica (stylisme Marie Marcat ; le Bois Pinard) : p. 40, 45, 47 – © C. Hochet/ Rustica : p. 36, 37, 42, 56, 71, 85 – © V. Klecka/Rustica : p. 39 – © F. Marre/Rustica (jardin M. Marcat) : p. 38, 41, 46, 53, 61, 88, 95, 108.

Couverture - Dessin : Dominique Klecka – Photos (de g. à dr.) : © F. Marre/Rustica – © Daniel Gilbey/Fotolia.com – © Dashek/Fotolia.com – © Irina Tischenko/Fotolia.com.

Illustrations : Chantal Aubin

Suivi éditorial : Christine Grall
Conception graphique : Hugues Cornière
Réalisation : Véronique Sommeilly/S Puissance 3
Couverture : Laurent Quellet et Sebastian Mendoza/Rustica
Suivi de fabrication : Florence Bellot
Photogravure : Altavia Lille
Achevé d'imprimer par DEAPRINTING (Italie) en février 2008